# 生理痛ぬけ。

神奈川県中医薬研究会会長
漢方薬剤師
杉山卓也

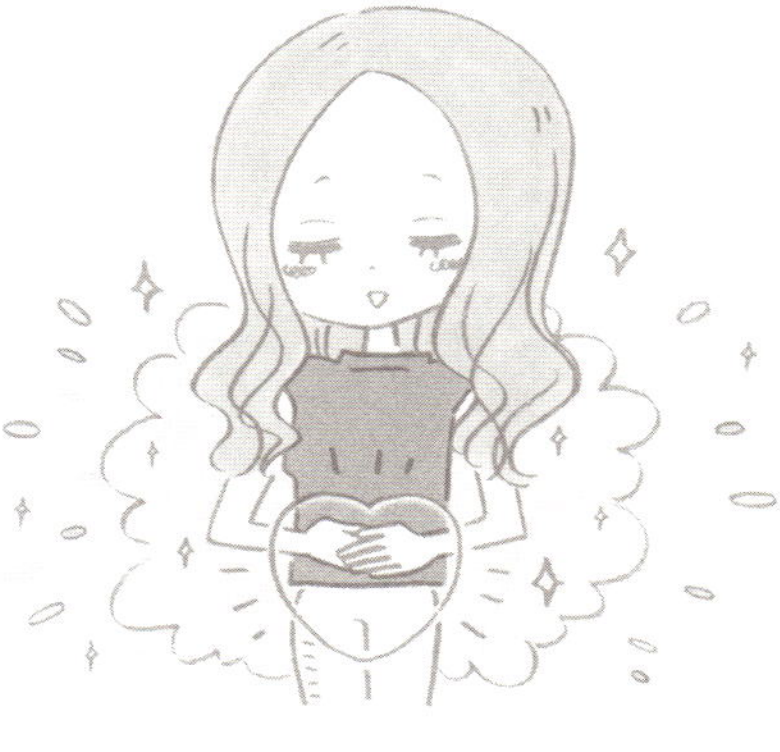

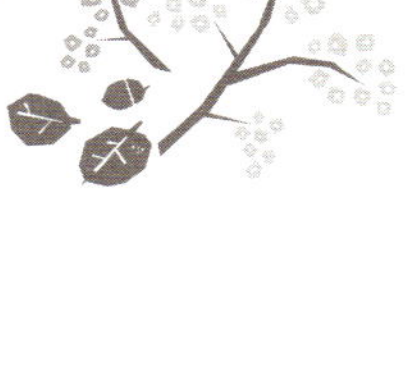

三才ブックス

# はじめに

本書には、「女性だからこそ知らない本当の生理の姿」と「生理のお悩みについての対策法」を知ってもらいながら、僕が大好きな言葉である「人生が変わる」という理想を実現できるように、役に立つ知識と希望をぎゅっと詰め込みました。


僕は神奈川県にある「漢方のスギヤマ薬局」という完全予約制の漢方相談専門店で、体や心の健康に関するさまざまな相談をお受けしています。

患者さんの9割以上は女性。必然的に婦人科系の相談も多くなります。

本書を執筆するにあたり、正直に言って
「生理の本を男の僕が書いて良いのか」という気持ちがありました。

「男性に生理はない、だからつらさをわかることはできない」

こんな思いが、僕のなかに少なからずあったからです。

でも日々生理と付き合っている女性の患者さんには、

「生理痛が当たり前」という思考を持っている人がとても多いことに思い当たり、
それならば「男性だからこそ伝えられる客観的に見た生理痛」、

「生理不順の正しい知識」があるのではないか、と思うようになりました。

僕は薬剤師という立場から、

いわゆる「西洋的な治療」ではなかなか手が届かないお悩みに、
漢方薬と生活養生を用いて対応しています。
そのため、生理のたびに鎮痛薬やピルなどで痛みをしのいで、
「本当にこれで良いのかな」と感じている患者さんに対しては、
「漢方薬や生活養生が、生理トラブルの解決に役立ちますよ」と、
これまで何度も話してきました。
適正な現代医学による治療は有効ですし、否定するつもりは一切ありません。
ただ現代医学とともに、漢方薬・生活養生による
「もうひとつの選択肢」があることも知ってほしいと思います。

生理に悩む女性はもちろん、
「生理を理解できない」と思い込んでいる男性の皆さんにも
ぜひ本書を手にとっていただきたいと思っています。
生理痛をはじめとする生理トラブルの数々について理解を深めていただくことで、
「男性でもこんな風にサポートできるんだ」と思っていただけたら幸いです。
女性の皆さんは、ぜひご家族やパートナーと一緒にお読みいただければ、と思います。

どうかひとりで悩まずに。

本書があなたの希望となることを願っています。

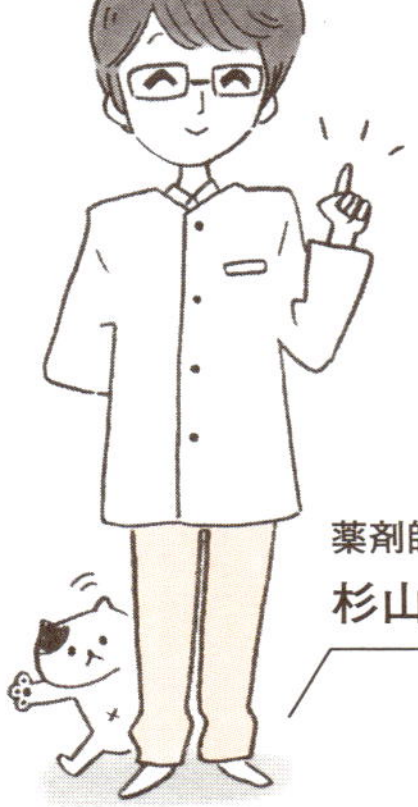


**薬剤師・漢方アドバイザー**
**杉山卓也**

東洋医学でわかる!

# あなたの生理痛はどのタイプ?

あなたの生理痛はどこから?
まずは４つのタイプのうち
どれにあてはまるのか、確認してみましょう。

| 塊 | 経血の色 | 痛み方 |
| --- | --- | --- |
| □ レバー状の塊がよく出る | □ どす黒い | □ 刺すような、絞られるような痛み |
| □ レバー状の塊がまじる程度に出る | □ 黒ずんでいる | □ ぎゅっと絞られるような痛み<br>□ 冷えると痛みが増す |
| □ 塊はあまり出ない | □ やや黒っぽい | □ 腹部にガスがたまったように痛む |
| | □ 薄く、さらっとしている | □ 重だるく、にぶい痛み |

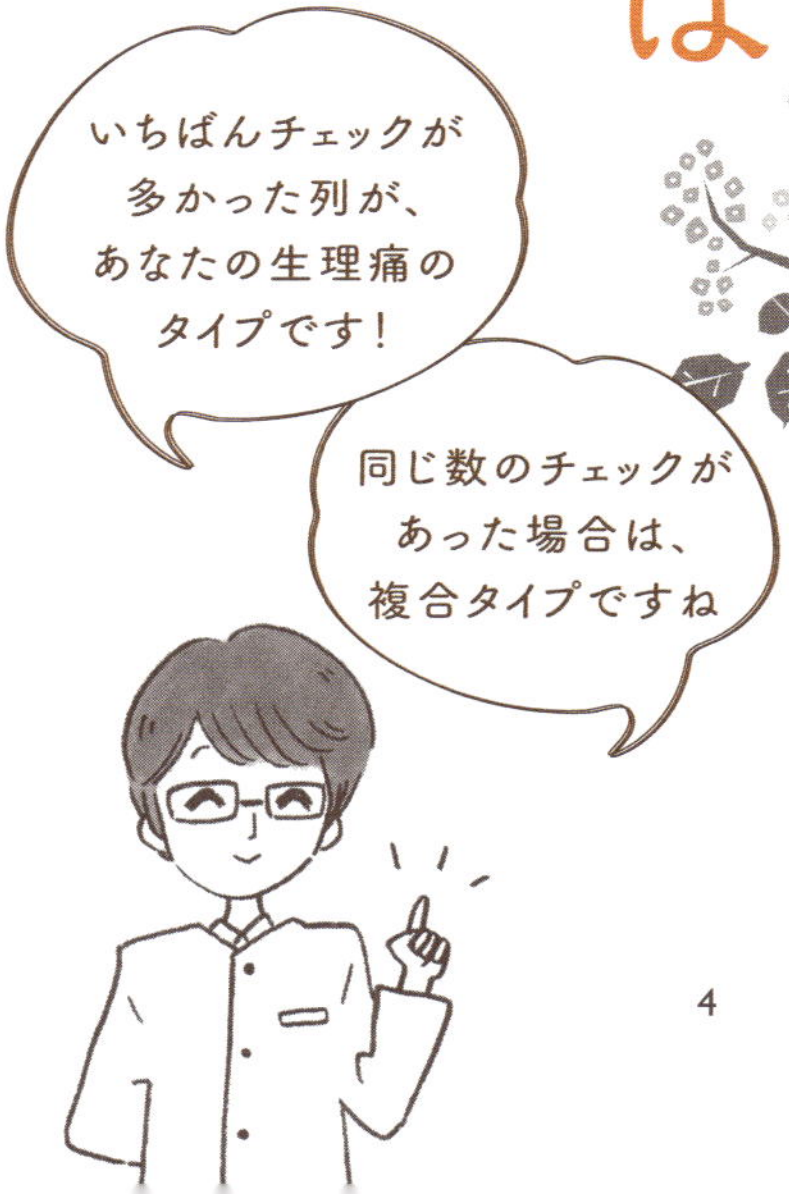
いちばんチェックが多かった列が、あなたの生理痛のタイプです!
同じ数のチェックがあった場合は、複合タイプですね

| | 諸症状 | 生理前後 | 痛む場所 |
|---|---|---|---|
| A | □ いつも頭痛や肩こりに悩まされている<br>□ 目の下にクマができやすい<br>□ 唇や歯茎の血色が悪い<br>□ 舌の色が暗い紫色 | □ ２～３日前から痛みが出る<br>□ ２日目までが痛みのピーク | □ いつも決まった場所 |
| B | □ 下腹部を温めると痛みが和らぐ<br>□ オフショルダーやショートパンツなど、体を冷やすようなファッションを好む<br>□ 冷たい飲みものが好き<br>□ 生理中に特に悪寒を感じる | □ 初日から痛みが始まる | □ 下腹部 |
| C | □ 日ごとのストレスが多い<br>□ 生理前に特にイライラしやすい<br>□ 無意識にため息をよくついている<br>□ 生真面目な性格をしている | □ 生理前からお腹が張って痛みが出る<br>□ 生理が始まると楽になる | □ 毎回変化しやすい |
| D | □ 体が疲れやすい<br>□ 顔色が青白く、あまりツヤがない<br>□ 偏食ぎみ<br>□ 体調を崩しやすい | □ 終わりかけに痛みや倦怠感が出て、終わった後に残ることも | □ 腰がだるく感じる |

Ⓐ
だった
あなたは…

# 生活習慣による瘀血《おけつ》タイプ

- 血行を滞らせる生活習慣で悪化
- 子宮内にめぐりの悪い血が滞る
- 現代人に多い生理痛タイプ

長期にわたる運動不足や喫煙、不眠などにより、子宮内の血行が悪くなることで、経血がスムーズに排出されないことが原因。そのため、絞られるような痛みが発生します。

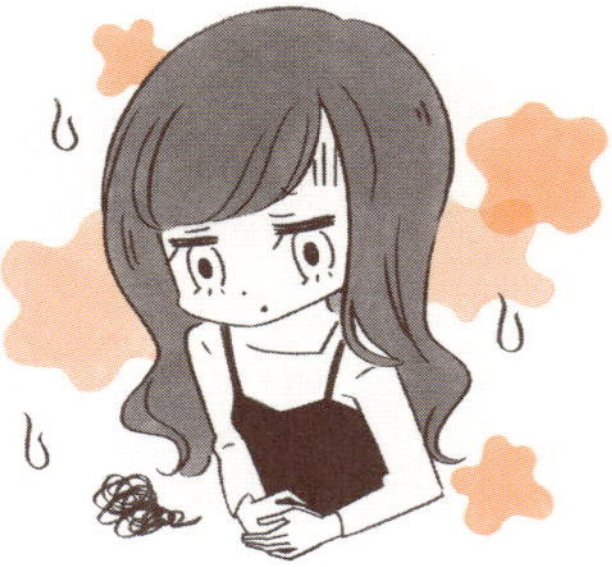

P54へ!

Ⓑ
だった
あなたは…

# 体ヒエヒエ陽虚《ようきょ》瘀血《おけつ》タイプ

- 冷えが悪化させる
- 冷えによる血行不良が原因
- 夏場でも案外多い

冷えると体がぎゅっと縮こまるように、子宮が冷えることで子宮が縮こまり、中の血のめぐりも悪くなった状態です。冷えでけいれんのような症状が出て痛みます。

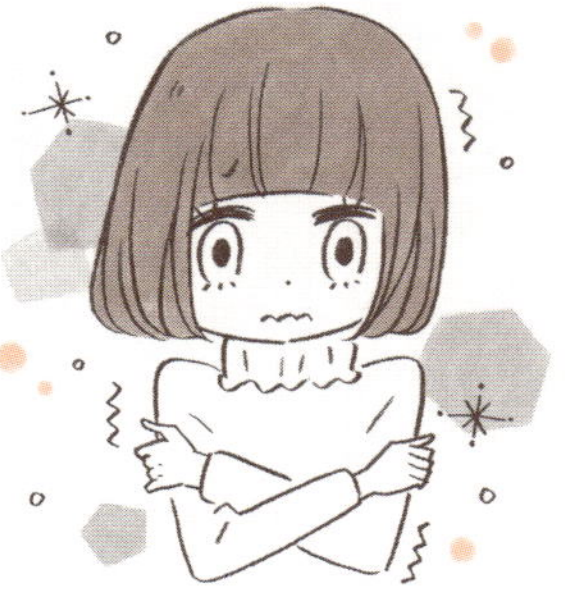

P58へ!

Ⓒ だった あなたは…

# ストレス蓄積気滞《きたい》 瘀血《おけつ》タイプ

- 気の停滞によって痛みが発生
- ストレスの蓄積により悪化
- 月経前症候群も併発しやすい

ストレスによって自律神経が乱れ、血流が悪化。痛みが増すことになります。また、体を動かすエネルギーである「気」(P40参照)が停滞して生まれる、突っ張るような痛みも特徴。

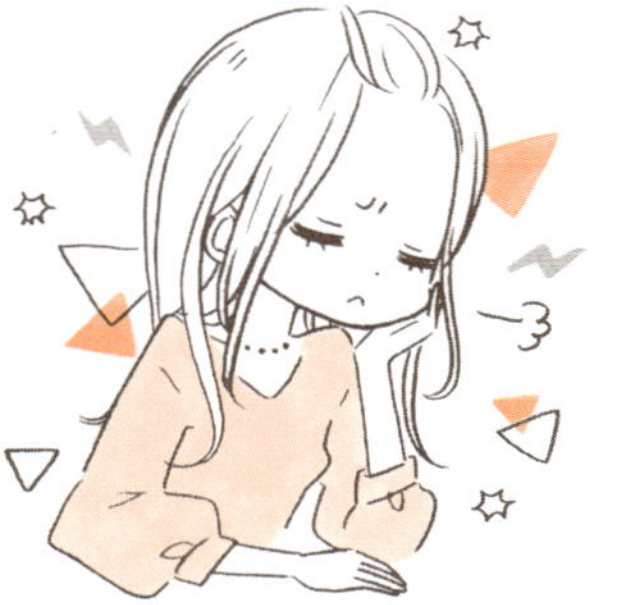

P62へ!

Ⓓ だった あなたは…

# 元気も血液も足りない 気血両虚《きけつりょうきょ》瘀血《おけつ》タイプ

- 「気」と「血」の不足が原因
- 心に体が追い付かない
- 生理周期や経血量が乱れがち

体のエネルギーである「気」と、体をめぐる血流である「血」の両方が不足することで、生理痛そのものよりも、強い疲労感やめまいに悩まされる傾向にあります。

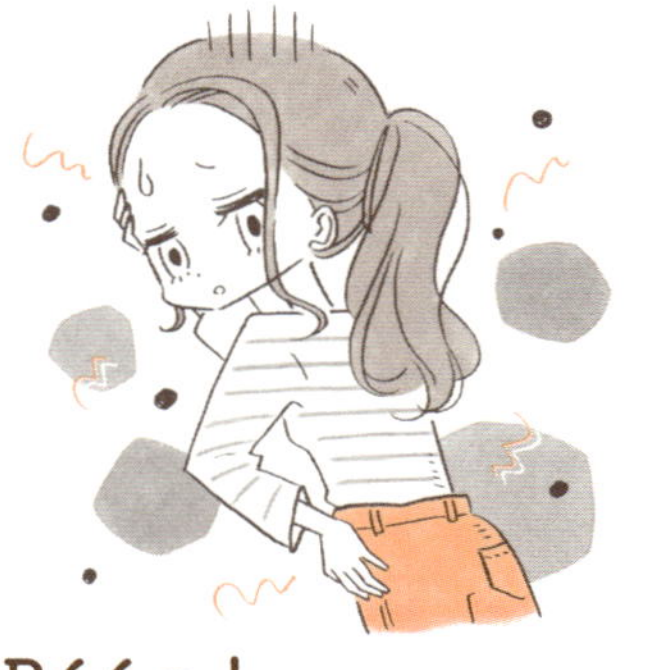

P66へ!

Contents



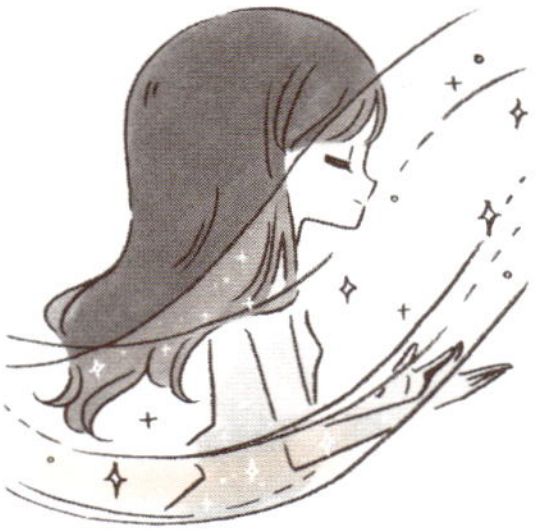

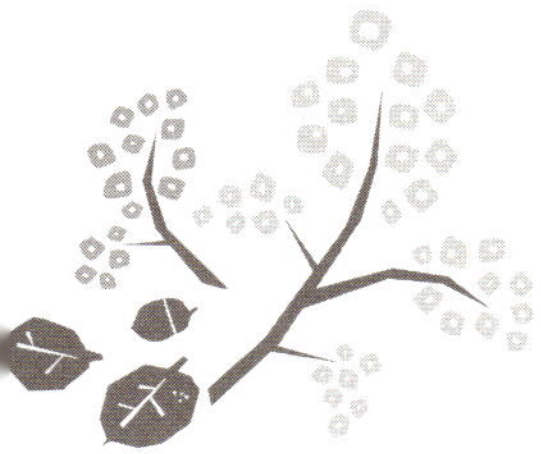



## chapter 3

# 漢方で生理痛ぬけ！ 今日からできる10の習慣



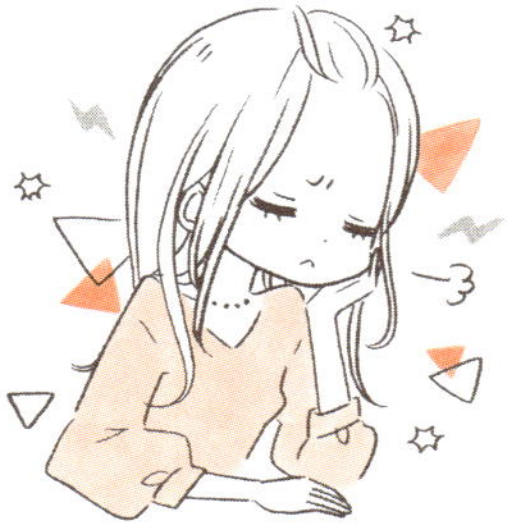

chapter 4

# 生理痛解消で人生が変わる！



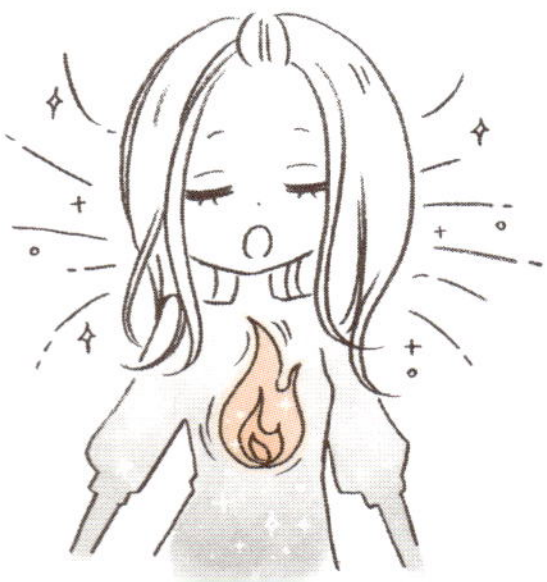

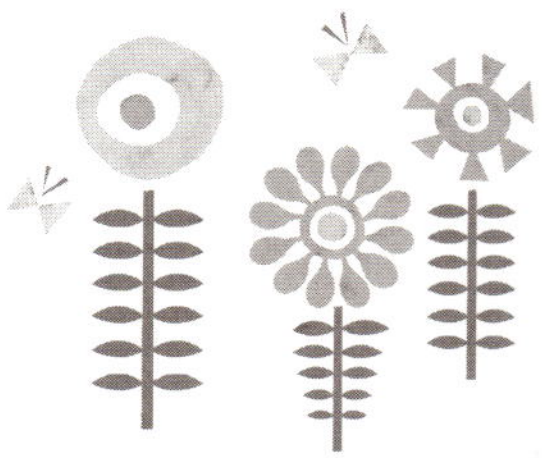

Chapter1

# 自分のことなのに知らない！ 生理のキホン

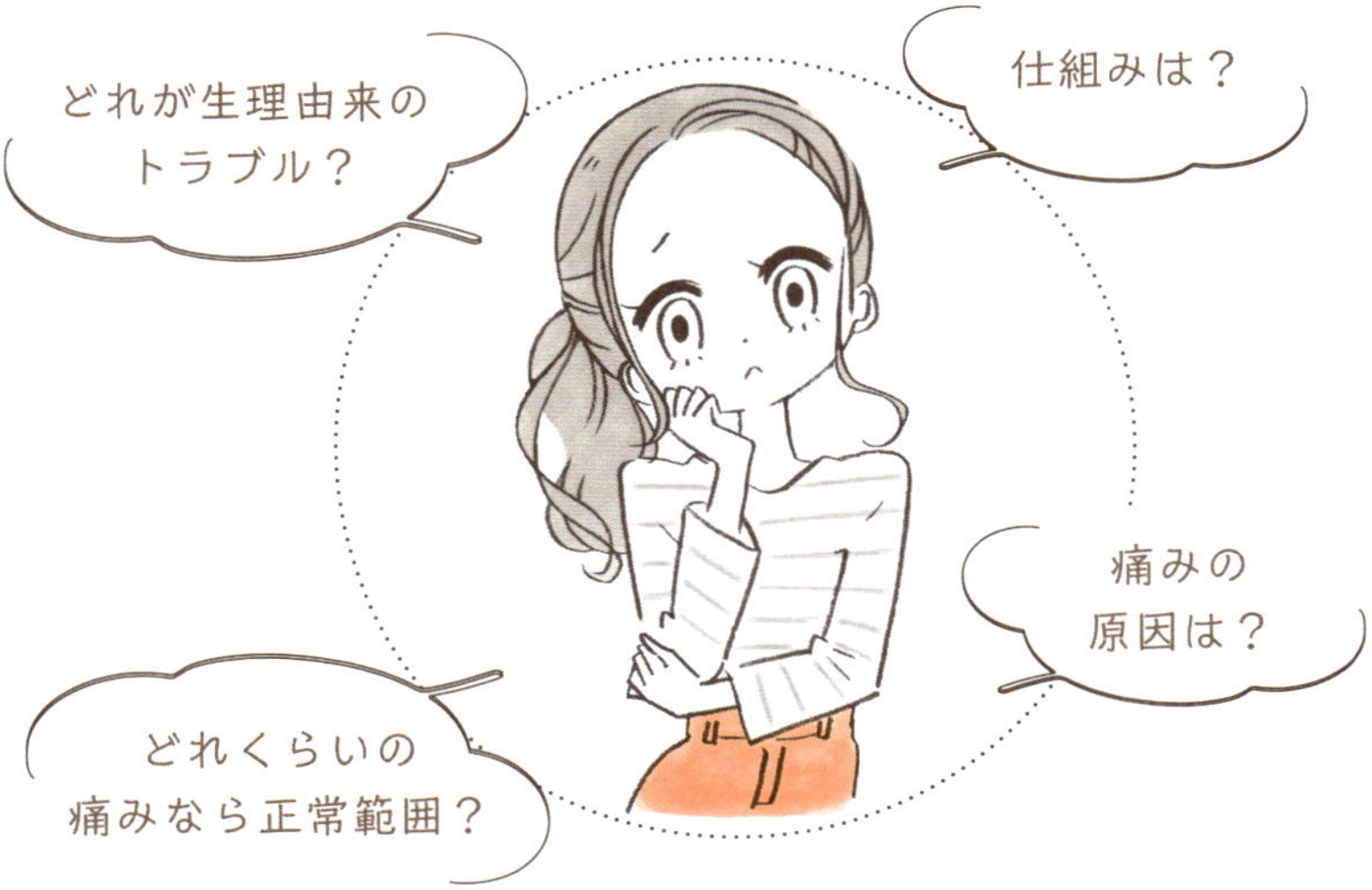
どれが生理由来のトラブル？
仕組みは？
痛みの原因は？
どれくらいの痛みなら正常範囲？

女性の体についてまわる「生理」。
でも、あまりにも身近すぎて、意外にわかっていないことがたくさんありませんか？
生理の仕組みや生理痛、トラブルについてご説明します。

Part 1

# 生理痛はないのが当たり前！

## 「生理痛はない状態が普通」。自分の意識を少し変えてみて

お話を始める前にひとつ。

「生理」の医学的な正式名称は「月経」です。ただ、本書では馴染みやすさを考慮して「生理」と表記しています。

さて、本題です。僕の患者さんで生理痛の相談をされる方の大半は、生理痛を「仕方のないもの」と認識しています。「我慢できるし生理痛があるのは当たり前」と思っている方が多いのは事実です。しかし、これは大きな間違いです。

僕は患者さんにいつもこうお話しします。

「生理痛はね、実はないのが正常なんですよ」

ほとんどの人はこの言葉に驚きます。

「生理が始まってからずっと痛みがひどいんですけど……」という方や、「そう言われてみれば、昔は生理痛で悩んでいた記憶はあまりなくて、最近になって酷くなっている気がします……」という方もいます。

現代医学では、生理痛がひどく、日常生活に支障が出るような状態を「月経困難症」といい、立派な病態として定義しています。

ただ、医療現場においてすら「生理痛はあっても全然構わないんだよ。薬で抑えていけば問題ないからね」というお医者さんがいるかもしれません。

しかし、**重い生理痛の陰には、子宮内膜症や子宮筋腫といった恐ろしい病気が隠れている場合もあります。**

「生理痛がつらい……でも程度の差こそあれ、みんな苦しんでいるんだから仕方ないよね。痛みは薬で抑えておけば良いでしょ」

と思っておられる方は、気がつかないうちに女性疾患が進行している可能性もあります。痛みは、体からのサインなのです。

ですから、まずこの認識を正すことから始めていただければと思います。

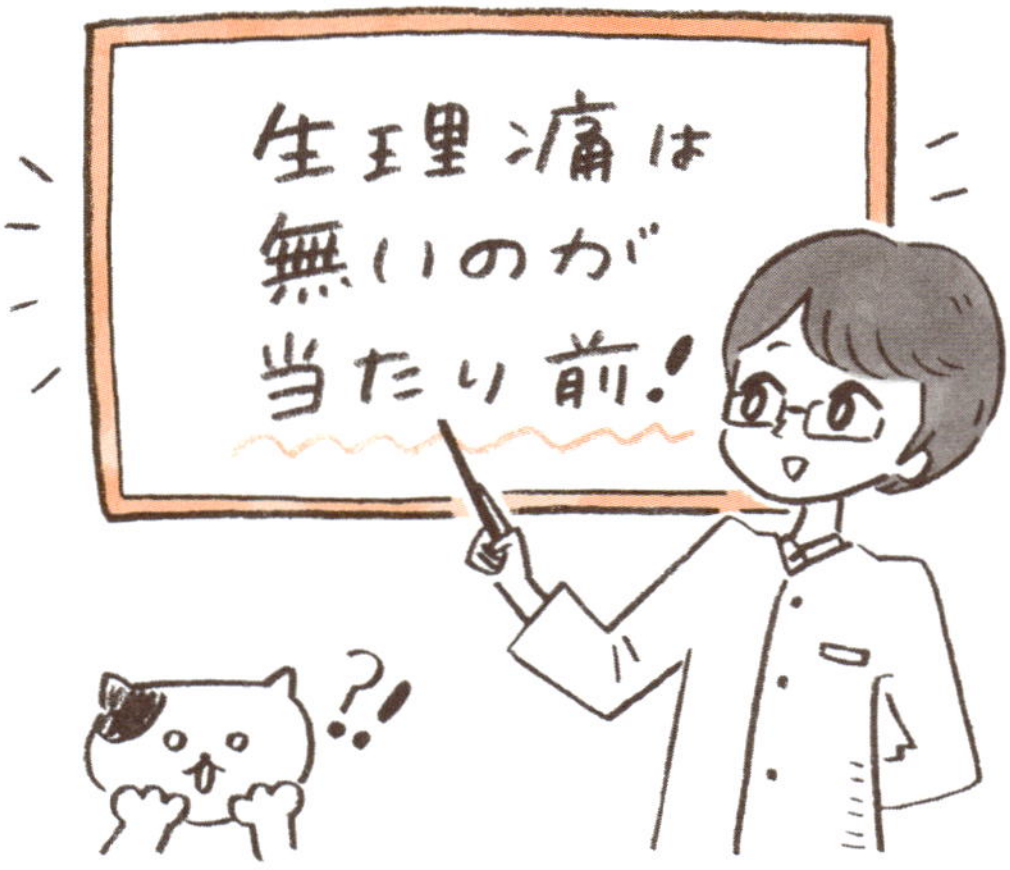

Part 2

# 意外に知らない生理の仕組み

## 生理の起点は排卵。ホルモン分泌で周期を繰り返す

そもそも生理とはなぜ起こるのでしょうか？

一言で言うのなら、生理は「子供を出産するための準備」です。

ご存知のとおり、妊娠は男性の精子と女性の卵子が合わさり、起こるものですよね。卵子は「排卵」によって生み出されます。生理の仕組みを理解するには、まず排卵を説明したほうがわかりやすいと思い、僕はいつも患者さんに排卵の仕組みからお話しています。本書でも同様に、まずは排卵の仕組みから説明していきます。

排卵というのは、卵巣内でエストロゲンという女性ホルモンの影響によっていくつかの原始卵胞が育ち、このなかで最もよく成長した卵胞がエストロゲン分泌のピーク時に卵を出すことです。

排卵できるひとつの卵胞以外に準備されていたおよそ数百個の原始卵胞は、排卵のたびに減っていきます。現代医学でも、45〜55歳前には閉経を迎える方が多いと認識されていますが、これは女性ホルモンが原始卵胞を育てることができなくなるタ

## 生理の仕組み

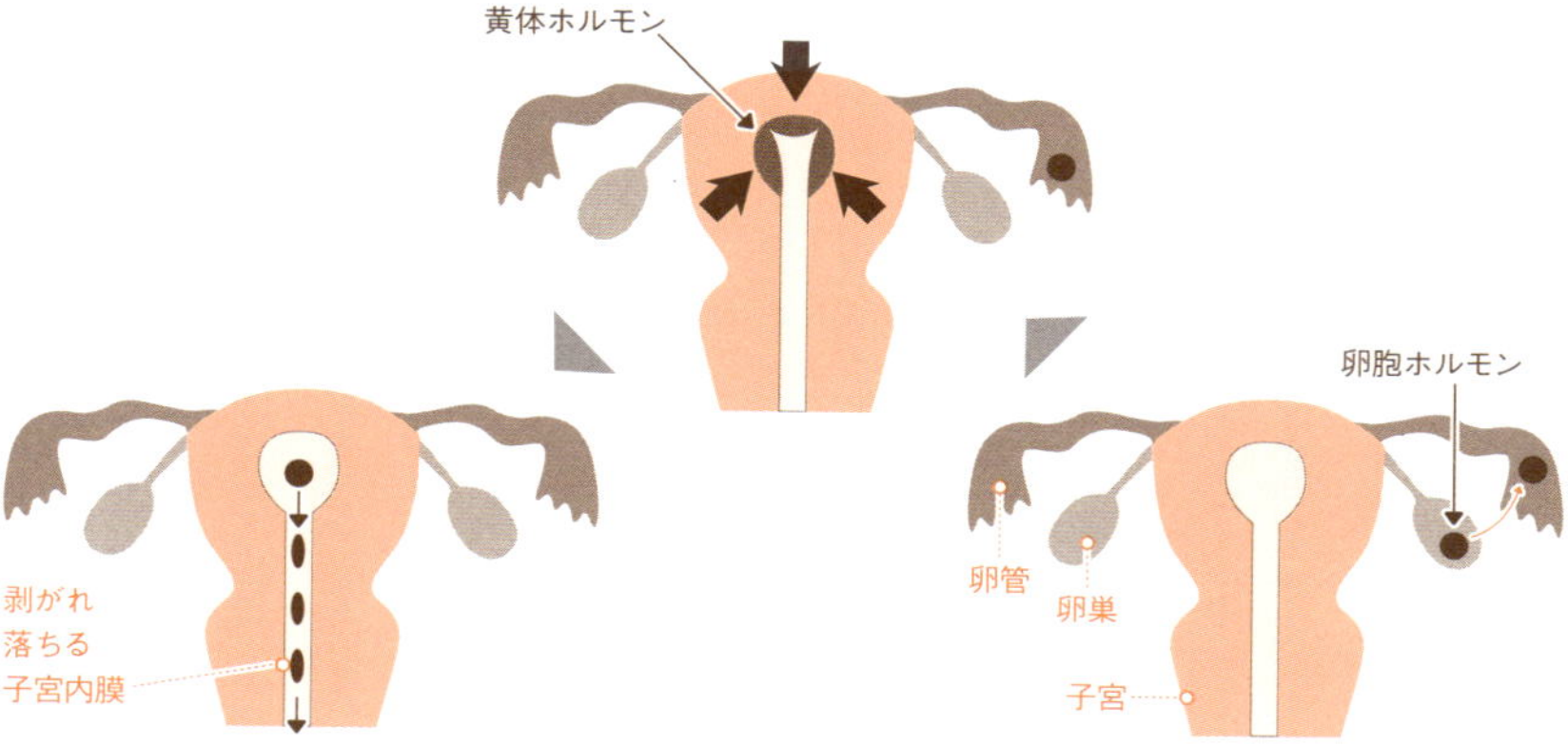


**排卵**

卵胞ホルモンの分泌により、卵巣内で卵子が育つ。卵子は排卵時に卵管に取り込まれる

**子宮内膜が厚くなる**

受精卵を迎える準備を行うため、黄体ホルモンの働きで子宮内膜が厚くふかふかになる

**子宮内膜らが排出**

卵子が精子と出会わずに受精卵にならなかった場合、子宮内膜は卵子・経血とともに排出される

イミングだからです。

東洋医学においても、女性は7の倍数で年を取ると考え、7かける7の49歳が閉経の年であるとされます。そのため、定義としては現代医学も東洋医学もおおむね同じ、ということになりますね。

次に生理は卵胞ホルモン（エストロゲン）と黄体ホルモン（プロゲステロン）という2つの女性ホルモンの分泌によって作られます。健常な生理周期は約4週間（28〜30日）を1サイクルとし、生理が始まってからおよそ14日目に「排卵」が起こります。

28日を起点とし、前後7日以上の周期の乱れが3クール以上続くと、いわゆる「生理不順」と定義されます。

前述した2つの女性ホルモンの影響に

よって、女性の身体や心の状態は

- **生理中（月経期）**
- **生理後（卵胞期）**
- **排卵後の調整期（排卵期）**
- **生理前の不調期（黄体期）**

という4つの時期を繰り返します。それぞれの期間については、P28から詳しく説明をします。

生理周期の目安はまず周期が25〜38日間。ずれても予定日の前後2〜5日程度なら問題なく正常と言えます。生理（ホルモン分泌）は肉体疲労や精神的なストレスで1週間ぐらいずれることもありますので、1クールの生理不順でそれほど焦る必要はありません。

生理の期間は4〜7日間。量は20〜140㎖。生理痛は市販の鎮痛薬を少量使って乗り越えられるくらいであれば問題はないとされますが、やはり生理痛が起こるということは体の状態は「万全ではない」といえます。これについては原因とともに、後の章で現代医学における見解と東洋医学としての見解をあわせて解説させていただきますね。

# 生理のサイクル

**全てが嫌になる！**
**絶不調期**

エストロゲンよりプロゲステロンの分泌が活発になることで、肌荒れや頭痛、イライラ、肩こり、むくみや便秘なども起こりやすい。ホルモンバランスの急激な変化により、心も不安定に

**体も心もイマイチ…**
**どんより期**

エストロゲンとプロゲステロンの分泌量が減る。生理痛や貧血、むくみや血行不良などに悩まされがち

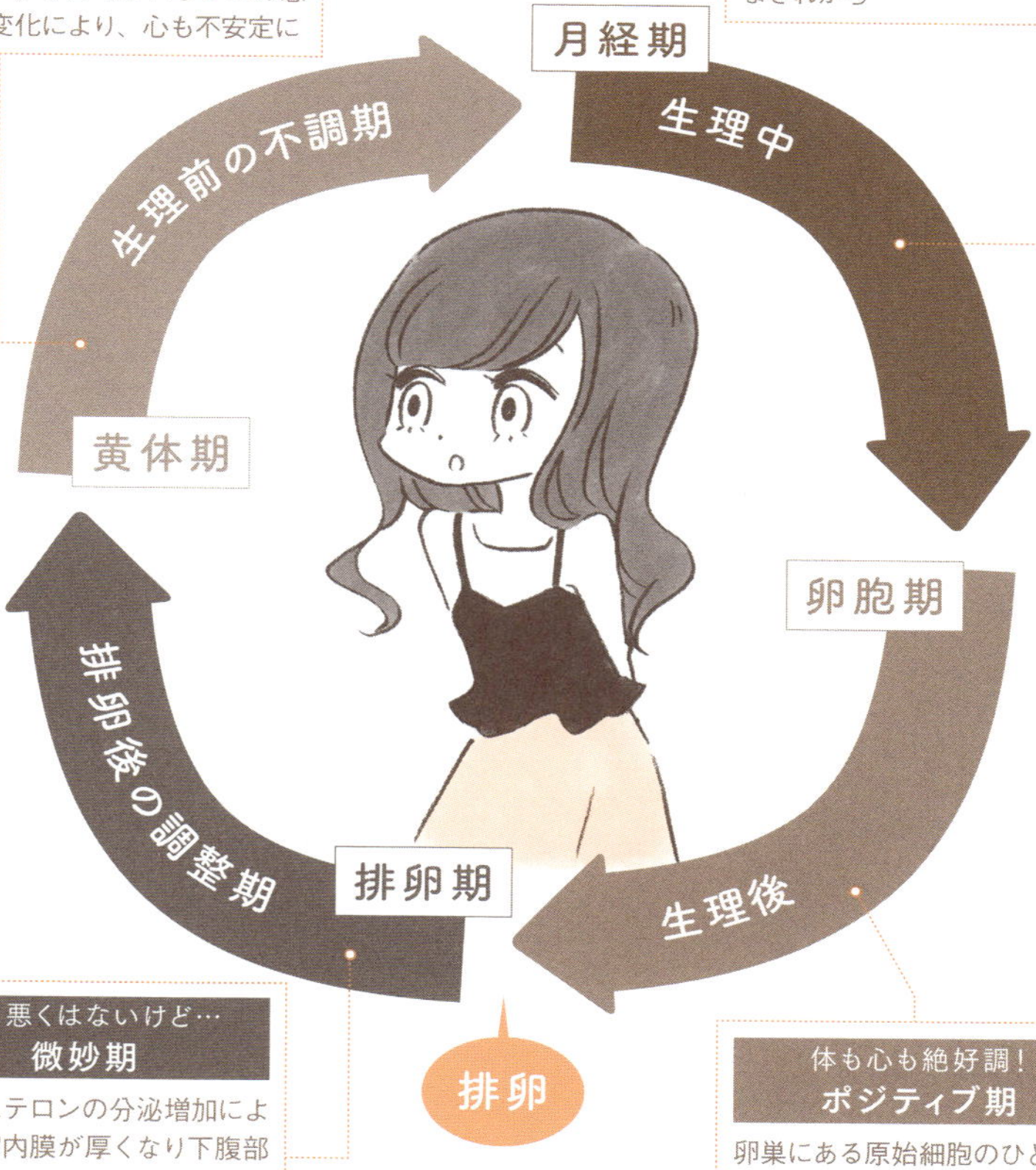


**特に悪くはないけど…**
**微妙期**

プロゲステロンの分泌増加により、子宮内膜が厚くなり下腹部に不快・違和を感じることがある。大きな体調の悪化はないが、むくみや便秘などちょっとした変化が起こりやすい

**体も心も絶好調！**
**ポジティブ期**

卵巣にある原始細胞のひとつが発育し始める。エストロゲンの分泌量が増え、最も体調が良くなり、肌や髪にツヤが出て、気分もポジティブになる時期

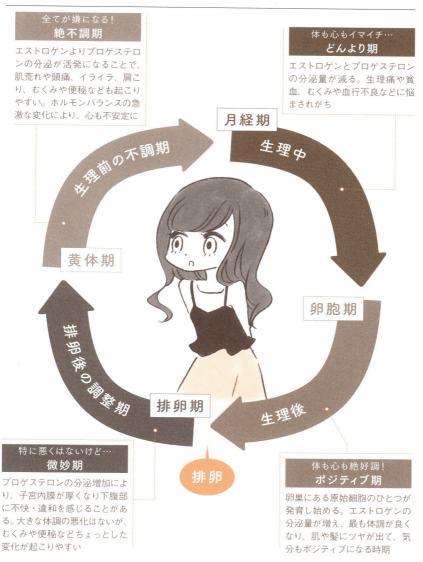

Part 3

# 痛みの原因とは？

## 生理痛の原因は主に4つ。若い人のほうが痛みやすい

なぜ生理痛という「ないのが当たり前」のはずの痛みが起こるのでしょうか？かなりざっくりと生理痛の原因を説明すると、「経血を押し出すために子宮が収縮するため」ということになります。ではこれについてもう少し詳しく分類、解説をしていきたいと思います。

まずは現代医学的な観点で、痛みの原因を解説しましょう。子宮の内部には「子宮内膜」という赤ちゃんを育てる場所が存在します。これは妊娠時の「赤ちゃんベッド」になるものと思ってください。妊娠しなかった場合は生理の終了とともにビリビリとはがれ、経血と一緒に体外に排出されます。赤ちゃんを迎えるためにベッドは常に新品でありたい、という身体の意思を感じますよね。生理とは子宮内膜における「ベッドメイキング」となのです。そしてベッドメイキングの期間として理想的と言われるのが、「28日」です。この周期で繰り返されるベッドメイキング中に感じる下腹部や腰などに起こる痛みを「生理痛」と呼んでいる、というわけです。

それでは、その痛みを引き起こす主な原因4つを見てみましょう。

## 1. プロスタグランジンの分泌

生理中に経血を排泄するため子宮が収縮する際に、プロスタグランジンという発痛物質が同時に分泌されるのが生理痛の原因のひとつ。人によってはこの分泌が多く、子宮収縮が過剰になることで陣痛に近いような下腹部痛、あるいは腰痛を引き起こします。また、人によっては頭痛などを引き起こす場合もあります。

## 2. 子宮口が狭い

若い女性や出産経験のない女性に多いとされるのが「子宮口が狭い」というケース。子宮の出口が狭いので経血がうまく排泄できず、生理痛が激しくなります。よく「妊娠後に一時的に生理痛が軽くなった」という方がいますが、これは子宮口や膣が出産時に広がったため、その後の生理時の経血が排泄しやすくなるからです。

## 3. 冷え

冷えもまた痛みを増す原因のひとつ。体の冷えは体内の血液の循環を悪化させ、痛みの元となるプロスタグランジンを骨盤内で滞りやすくしてしまいます。プロスタグランジン自体にも血管収縮の作用がある上に、生理時というのは低温期にあたります。もともと身体に冷えが生じやすい時期なので、意識的に体を温める対策が必要です。特に下腹部や腰を冷やさないように注意しましょう。

## 4. ストレス

現代社会ならではの生理痛の増悪原因として、ストレスが挙げられます。継続的に強いストレスを受けることでホルモンや自律神経のバランスが崩れ、血行が悪化したり体温調節の機能などが低下することで体が冷えやすくなったりします。そもそも生理自体がストレスになる、ということもあるのですが、生理前後は特に余計なストレスからできる限り距離を取るようにし、睡眠不足や過度な緊張は避けること。難しいのであれば自分なりのストレス解消法やリラックス法をこまめに取り入れていくことが必要です。「それができたら苦労しない」と言わずに、生理期間中はできるだけゆったり過ごしましょう。

本来は経血の量が多くなればそれだけ押し出す収縮力が必要になるので、経血が

# 生理痛の4大原因

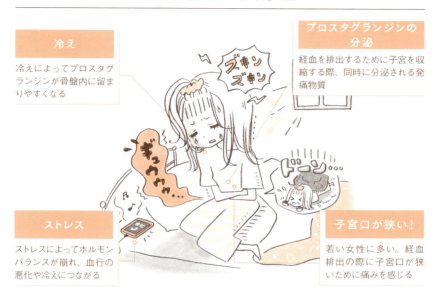

**冷え**

冷えによってプロスタグランジンが骨盤内に留まりやすくなる

**プロスタグランジンの分泌**

経血を排出するために子宮を収縮する際、同時に分泌される発痛物質

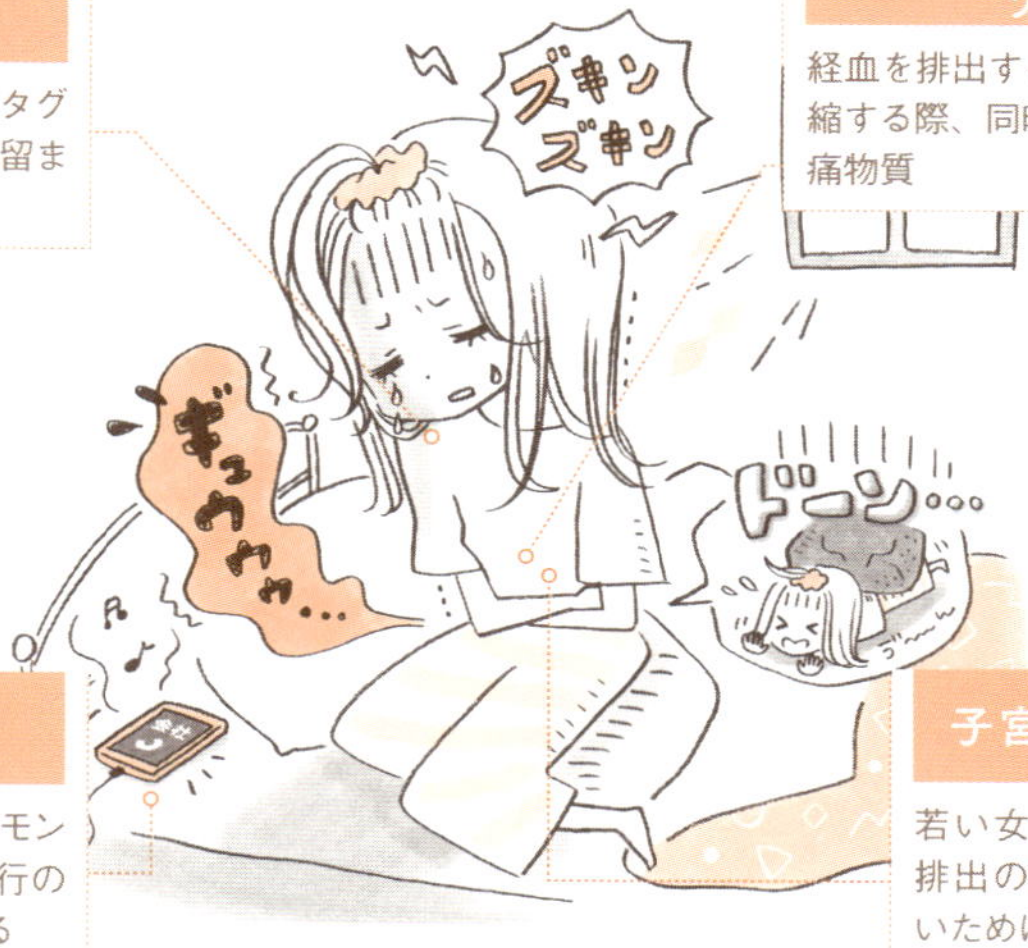


**ストレス**

ストレスによってホルモンバランスが崩れ、血行の悪化や冷えにつながる

**子宮口が狭い！**

若い女性に多い。経血排出の際に子宮口が狭いために痛みを感じる

多くなりやすい若い年代のほうが生理痛は起きやすく、年代が上がるごとに経血量の減少とともに生理痛は起きにくくなるはずです。

このように生理痛発生のメカニズムを考えると、物理的には痛みは誰にでも現れる可能性があるわけです。ただし、**我慢できないくらい激しい痛みがある、年代が上がり経血が減っているはずなのに痛みが増悪していく、というのは前述したとおり健常な状態ではありません。**

痛みというのは体内からの不調メッセージ。前述しましたが今は問題なくとも、生理痛の激しい方は将来的に子宮の病気になる可能性が高い方と言えるので、どうか放置はしないようにしてください。

Part 4

# どのくらい痛かったら異常？

## 痛みに基準はないので
## 変化を伴う生理痛は病院へ！

僕の相談中に「生理はどのくらい痛かったら異常ですか？」という質問をいただくことがあります。

痛みには個人差がありますし、痛みに対しての耐性も人それぞれなので、一概に「このくらい痛かったら異常」という判断を下すことはできません。

ただ、ここまで述べた痛みのメカニズムをお考えいただきたいと思います。

例えば

「痛みが次第に増悪している」
「生理痛とともに周期にも乱れが生じている」
「経血にペースト状の固まりが増えている」
「痛み方が異なってきている」

このような「何かしらの変化」を伴って生理痛が起こっている場合には、子宮だけでなく卵巣や他の臓器に何らかの異常が出ていることがあります。そのため、婦人科

KEYWORD

**勝手な自己判断はよくありません！**
**まずは専門家へ相談を！**

などの専門機関での検査による状況の把握は必須です。

特に3クール以上の生理で右記のような異常が続く、あるいは症状が増悪していく、という場合は注意です。いずれにせよ、「大丈夫だろう」と楽観視して放置するのはやめておきましょう。

ここでひとつ、僕が大切と思うことをお伝えしておきますね。

それは、「わからない時にはまず検査」ということ。僕はいつも患者さんにそのようにお話しています。

最近はインターネットでいろいろ調べられるがゆえに、「ひょっとしたらこうかな？」とひとりで検索しては、ああでもない、こうでもない、とお悩みになってしまう方が多く見受けられます。しかし、いくら推測をしてもそれは推測にしかすぎません。余計に不安だけが煽られて、ストレスによる失調が出てしまうことのほうが多いものです。

ですからまずは専門家のいる医療機関で検査をしっかり行い、状況を確認することが大事です。漢方薬を使うにしても検査による内部の状況がわかっているほうがより間違いのない選択ができます。

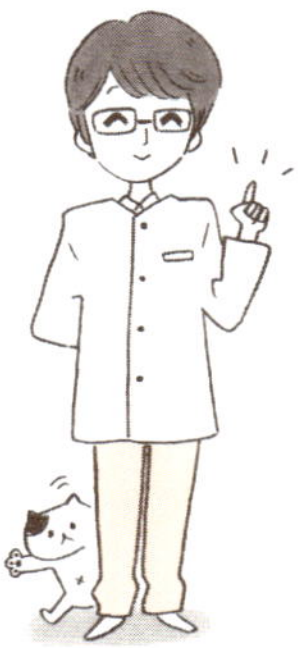

Part 5

# 正常な生理と異常な生理の見極め

## 周期・期間・経血量・痛みが正常さを見分けるポイント

ではここまでの話を踏まえて「正常な生理の目安」をまとめてみましょう。

### 1. 周期

21～35日間（28日を起点として前後1週間【諸説あり】）。ずれても予定日の前後2～5日程度なら正常、問題なし。これも諸説ありますが、疲労や精神的なストレスで1週間ぐらいずれることもあるので、1週間程度なら問題ないと僕は認識しています。

### 2. 生理期間と経血の量

3～7日間。量は20～140㎖が正常範囲として考えられています（具体的には、使う生理用ナプキンが多い日に1日5～6枚、それ以外の日に1日3～4枚程度）。

### 3. 痛みの程度

生理痛はできる限り少ないのが理想ですが、いつもの日常生活が送れ、市販の鎮痛薬で和らぐ程度なら心配はありません。

これに対して「異常な生理の目安」も述べておきましょう。タイプがいくつかあるので、分類しながら解説したいと思います。

## ●頻発月経

1カ月に複数回の生理が起こる状態。排卵に障害が起こっている可能性が高いので、まずは婦人科で排卵があるかを調べることをお勧めします。頻発月経はホルモンバランスの乱れが原因となることが多いので更年期や閉経に近い女性に多く、しっかりとした生理ではなく不正出血程度の出血が起こる場合もあります。いずれにせよ状況の把握は必要、早めに婦人科で検診してください。ちなみに頻発月経をより細分化すると以下のようになります。

・無排卵性頻発月経……………排卵が起きていないタイプ
・黄体機能不全型頻発月経…排卵後から次の生理までの日数が短いタイプ
・卵胞期短縮頻発月経………排卵そのものは起こっているが卵胞期が短く、生理から排卵までの期間が短いタイプ

### ●希発月経

一般的には月経の周期が39日以上、すなわち「長すぎる生理」という定義があります。僕は35日くらいでも、長期（3クール以上）に続いている場合は問題視しています。特に排卵異常がある場合は不妊症や無月経の原因に続いていく可能性があるので注意が必要です。

### ●過多月経

生理の期間が長引く（1週間以上が目安）、経血の量が異常に多い（1時間もすると生理用ナプキンを代えなくてはいけなくなるような量）、レバー状の塊がたくさん出る（卵大の大きさの塊が出るなど）というのが特徴です。原因としてはホルモンバランスの乱れ、子宮筋腫、子宮腺筋症などの可能性が考えられます。

### ●過少月経

月経が1～2日と短い期間で終わったり、ナプキンを使わなくても良いくらい出血量が極端に少ない場合、無月経の前兆である可能性があります。閉経が近い場合などは自然に過少月経に傾くものですが、若い時や生理が普通に起きている時期であれば注意すべきです。「少ないほうが楽」という方が多い傾向にありますが、やはり放置せずに念のためにホルモン異常などの検査は行っておくべきでしょう。

## 異常な生理の目安

正常ではない生理に気づくために、いくつかのポイントを紹介する。

少 ← 頻度 → 多

- 月経周期が39日以上（生理が始まってから次の生理の前日までが39日以上）
- 35日ほどの周期が3クール以上続いている

▼ **希発月経**

- 1カ月に生理が複数回起こる

▼ **頻発月経**

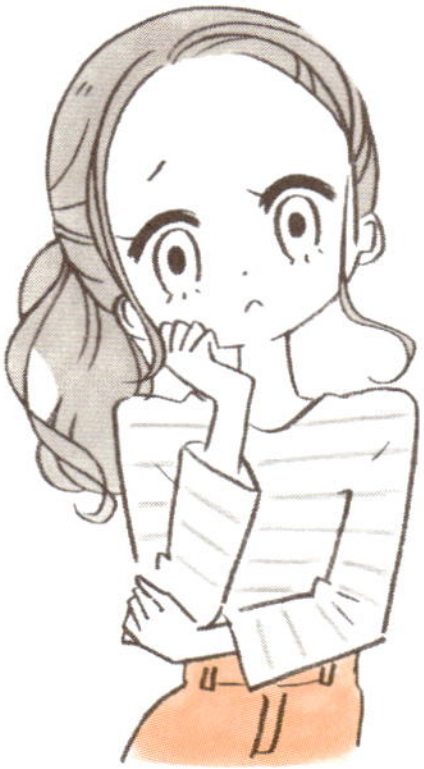

少 ← 量 → 多

- 生理が数日で終わる
- 出血量が極端に少ない

▼ **過少月経**

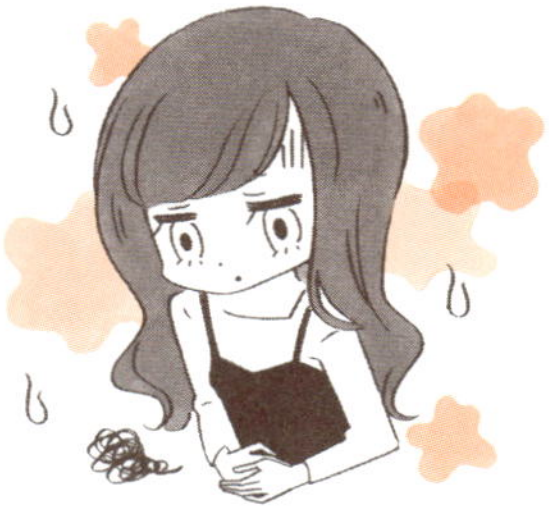

- 生理期間が1週間以上
- 1時間でナプキンを代えなければならないほどの量が出る
- 卵大のレバー状の塊がたくさん出る

▼ **過多月経**

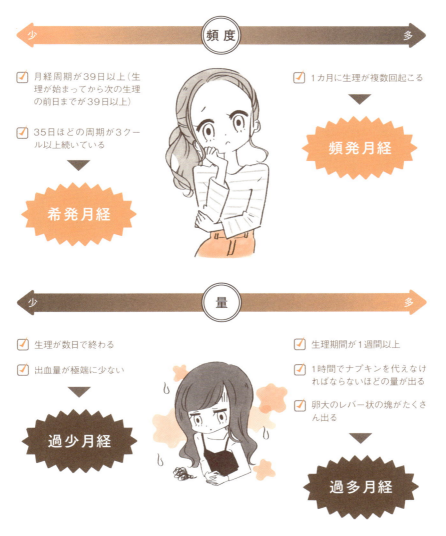

日常のさまざまなお悩み、
実は生理が原因のこともあります

Part 6

# 生理周期別トラブルまとめ

生理周期には月経期、卵胞期、排卵期、黄体期の4つの時期があります。

この周期別に起こるトラブルにはそれぞれ特徴があるので、これについて解説したいと思います。

## ●月経期

月経期は生理が始まった日から出血が止まるまでの時期を指します。

月経期は妊娠しなかった場合、不要になった子宮内膜が出血とともに体外に排出される時期です。

子宮ベッドのベッドメイキング時期と表しましたが、次回の排卵に向けて子宮内を整える時期であるということですね。この時期に起こりやすいトラブルには生理痛、炎症、吐き気や眠気、子宮内膜症、臭いが強いなどがあります。以下で詳しく説明していきます。

## どんなトラブルがあるの？

**月経期**
- 生理痛
- 子宮周辺の炎症
- 吐き気・眠気
- 子宮内膜症
- 経血の臭い

**卵胞期**
- トラブルなし

**排卵期**
- 下腹部のずんとした痛み（排卵痛）
- おりものに血が混ざる

**黄体期**
- 体重の増加
- 精神の不安定化
- 胸の張り
- 肌トラブル

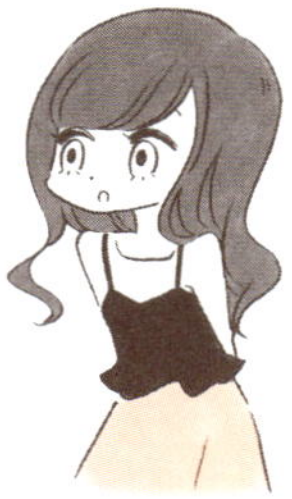

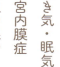

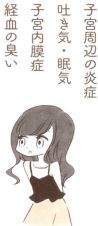

### ・生理痛

本書のメインテーマ「生理痛」が起こるのは月経期です。生理痛と一言で言っても、お腹が痛むものだけではなく腰痛、頭痛も含まれます。この原因は経血を子宮から押し出す際の子宮の収縮によるものです。

### ・炎症

月経時の経血排泄により子宮周辺に炎症が起こるケースもあります。これにより膣炎が起こったり、感染症を呼び込んでしまうケースも。

月経期はホルモンの変動によりどうしても免疫が低下し、風邪などをひきやすくなる時期です。そのため膣内カンジダや性器周辺のヘルペスなど

KEYWORD

子宮内膜症のはっきりした原因は不明。生理のたび進行するので、現代人に多い病気です

の感染症には注意が必要です。発熱やかゆみを伴う場合は治療が必要になります。抵抗力が落ちる時期には、何よりも規則正しい生活による自己防衛が必要ですね。

**・吐き気や眠気**

ホルモンバランスの変動により仕事中でも抗えないくらい強い眠気が現れたり、吐き気を催す場合もあります。大小起こりうる可能性の高いものではありますが、あまりにひどい時は検査が必要です。

**・子宮内膜症**

子宮内膜症という病気は本来、子宮膣内のみに作られる子宮内膜組織が子宮外にできてしまうという病気です。

子宮内膜組織はどこにできても出血を起こす性質があるために、部位によっては血液が停滞し、充血や炎症の原因となり、周囲の臓器と癒着を起こしてしまうことがあります。部位としては子宮壁内部、卵巣内、腹膜などさまざまなところに発生する可能性があります。

派生する病気としては、子宮の筋肉が厚く固くなってしまう子宮腺筋症や、卵巣に炎症が起きて腫れてしまうチョコレート嚢腫《のうしゅ》などがあります。

痛みが増すことで気がつく場合もありますが、無症状のまま進行し、卵巣機能が大きく低下してしまってから気づくことなどもあります。

妊娠を希望されている方には障害になる病気なので、とにかく生理痛の増悪が続く場合は検査で確認すると良いでしょう。

**・臭いが強い**

経血の臭いが気になるというのは漢方で言うところの「熱証」にあたります。もともと血液自体にも特有の臭いがありますので致し方ない部分はありますし、生理用のナプキン内に経血が留まる時間が長引けば、雑菌の増殖によって臭いは増します。

この時にやめたほうが良いのは、局部を石鹸でゴシゴシ洗ってしまうこと。アルカリ石鹸で洗うと酸性度の高い膣内（これにより雑菌から膣内を守っています）の酸性度を低下させてしまい、雑菌の繁殖を招く可能性があります。弱酸性の石鹸や、ぬるま湯などで軽く洗ってあげるのが良いでしょう。生理用品をこまめに変えることでも、臭いを抑えられます。

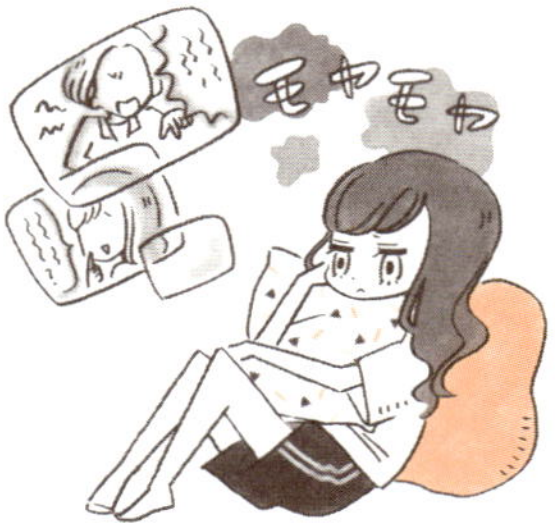

KEYWORD

卵胞期に出血があるのは、
本来ありえないことなので注意！

## 卵胞期

生理終了から排卵までの間を指します。卵胞期はその名のとおり、卵胞が卵巣内で育つ時期です。成熟卵胞からエストロゲンと呼ばれる卵胞ホルモンが出ることで、子宮内膜が次第に厚くなっていきます。

また、卵胞期はいわゆる「低温期」と言われる時期です。卵胞ホルモンが分泌されている間は体に活気が生まれ、肌の調子も良くなり、女性の生理周期のなかでは最も体調が良くなる時期と言えます。体の基礎代謝も上がるので、運動やダイエット、新しい試みにチャレンジするという時期としては最良となるでしょう。

痛みや出血などのトラブルからは開放される時期なので、この時期にしっかりと体の立て直しとエネルギーの充電をするのがお勧めです。

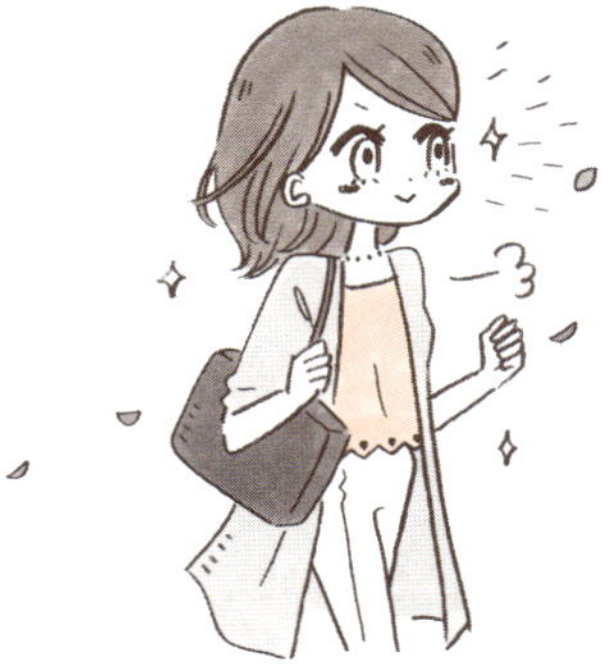

## 排卵期

卵胞期から続くエストロゲンの分泌とともに卵巣から卵子が分泌されることを

排卵と呼び、それが起こる時期がこの排卵期です。

卵子の寿命は24時間程度なので、精子と受精するためのタイミングが重要になる時期でもあります。

おりものを気にする方がいますが、排卵期のおりものの分泌は精子を引き込み卵子との受精を促すためのものなので、基本的にはあまり心配いりません。排卵期は短い時期となりますが、無排卵以外にも以下のような症状が起こる時はケアが必要です。

**・排卵痛**

排卵期になると下腹部にずんと重い、あるいはじくじくとした痛みを訴える人がいます。痛みの原因は卵子が卵巣を突き破って排卵することそのものです。大小の差こそあれ、痛みは出ても異常というわけではありません。もちろん病的なものではないのでご安心を。

ただ、尋常ならざる痛みや生活に支障をきたすような痛みが出ている場合は、鎮痛剤などを使う必要があることもあります。

疲れていたり体力が消耗していたりすると、痛みが増悪する場合もあります。そのような人は体を温め、しっかりと疲れを癒やすことが大切です。

KEYWORD

おりものに血が混ざる、黄土色・白色・黄緑色などいつもと違う色の場合は注意

・**排卵出血**

排卵時に卵巣表面の血管が切れてしまうことで起きます。おりものに血が混じる程度のものが大半なのであまり気にしなくて良いのですが、太い血管が傷つき出血が激しい場合はズキッとした痛みを伴うこともあります。鎮痛剤で様子を見るのが一般的です。通常は特別なケアは必要ありません。

## ●黄体期

排卵が終わり、卵子が出た卵胞が「黄体」に変化し、黄体ホルモンと呼ばれるホルモンが分泌される時期を黄体期と呼びます。体温が上がる高温期でもあり、PMS(月経前症候群)を中心としてさまざまな不調やトラブルが起こる時期でもあります。

・**体重の増加**

黄体ホルモンの影響でむくみやすくなったり便秘を起こす人がいますが、これが体重の増加を招きやすくします。また、食欲が増加し、ついつい食べすぎてしまうというお悩みが出てくるのも黄体期の特徴と言えるでしょう。体重の管理には注意したいところです。

・**精神の不安定**

KEYWORD

## PMSとは、生理3〜10日前に起こる不快な症状が続いている状態

ホルモン分泌というのは脳内からのセロトニンをはじめとする分泌物質の量を増減させる可能性が指摘されていますが、完全な解明には至っていないのが現状です。ただ、黄体期はイライラや気持ちの落ち込み、うつのような無気力状態を起こしやすくなるのは事実です。普段のストレスの蓄積が爆発しやすいのもこの時期が多くなります。黄体期は、できるだけストレスから遠ざかる生活づくりが求められます。

**・胸の張り**

胸の張りや痛みを訴える人もいますが、黄体ホルモンだけでなく卵胞ホルモンの分泌量の変化でも起こるとされています。

**・肌トラブル**

皮脂の分泌量が増すことがあるためにニキビ、吹き出物に悩む人が増えがちです。特に顎の下のニキビは漢方でも「月経周期に伴う吹き出物」と定義されています。肌ケアも大切なことですが、ホルモンの分泌に異常が起こると吹き出物が増す傾向にあるので注意が必要です。

胸の張りや肌トラブルに関しては、次章から解説するように多くの場合は漢方薬で解決できます。

Column 01

# 漢方のルーツである「中医学」の今

中医学とは、中国伝統の医学のこと。実は漢方は中医学とは異なります。日本漢方は、7世紀頃に伝来した中医学を元にして独自に発展したものなのです。

中国では1960年代、医学界に「西医学中医　中医学西医」ということが提唱されました。意味は西洋医は中医学（中国の伝統医学）を学び、中医師（中医学を用いる医師）は現代医学を学ぶことで「中西医結合」を目指すという発想であり、国の医療指針となったものです。

これにより、「現代医学の知識を活かしつつも漢方薬だけを用いてホルモン剤を用いない」という、生理トラブルの改善を目的とした「周期療法」という特徴的な医療法が生まれました。

日本においても、中医学のルーツをもって漢方相談を行う医療機関で用いられる方法のひとつです。

現代の中国では、現代医学の発達とともに中医学の割合は減少傾向であるようです。

しかし、西洋と東洋の医学を混ぜ合わせることに抵抗のない「良いとこ取り」の治療が発展し続けているということは、日本の東洋医学者たちも学ぶところがあると思います。

どちらの医療が優れているか、ではありません。目的とするベクトルが異なるということを認識すれば、ふたつの要素を取り入れることで、より良い化学反応は確実に生まれるでしょう。そんな柔軟な思考で、生理痛のトラブルも改善していきましょう。

Chapter2

# 生理痛の大半は漢方で解消できる

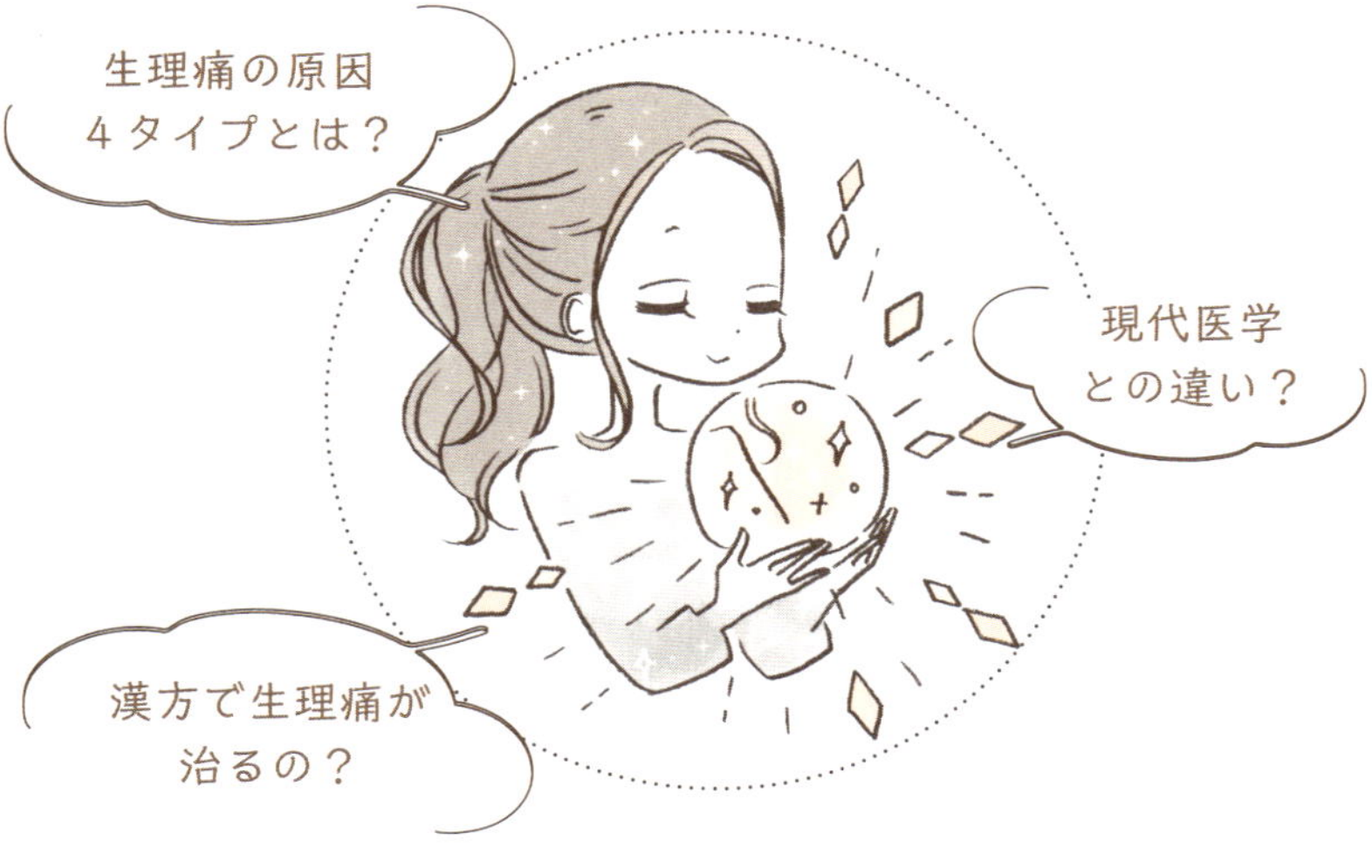
生理痛の原因
4タイプとは？
現代医学
との違い？
漢方で生理痛が
治るの？

生理痛の痛みを、毎回市販の薬で抑えて
なんとかやり過ごしている方も多いと思います。
でも、本来生理痛はないのが普通。
もともとないはずの痛みを正常に戻すために、
漢方で何ができるかお話しします。

Part 1

# 東洋医学における生理痛の考え方

## 気・血・水・精という栄養成分が健康に大きく影響する

この章では生理と生理痛を東洋医学の視点で捉えていこうと思います。

さて、まずは東洋医学で生理を解説する前に、そもそも東洋医学では「健康」をどのように定義しているか、というお話からいたします。

東洋医学では体に流れる栄養成分を「気、血、水、精」の4つに大別しています。そしてこの4つの栄養成分が体に不足なく産生され、よどみなく流れることで、健康は作られ、維持されると考えています。

現代医学の考えとは大きく異なるものであり、馴染みのない人からするとちょっと「うさんくさい」と思われるかもしれませんが、東洋医学による治療を考える際には欠かせない考え方であり、理解しておくと良いでしょう。

それではこの不思議な4つの栄養成分について、できるだけわかりやすく解説していきます。この4つを知ることで、東洋医学がどのように生理痛を考え、そして対処していくのかがよりわかりやすくなります。

# 体に流れる4大栄養成分

東洋医学で体を見た時、重要な働きをする4つの成分がある。

血

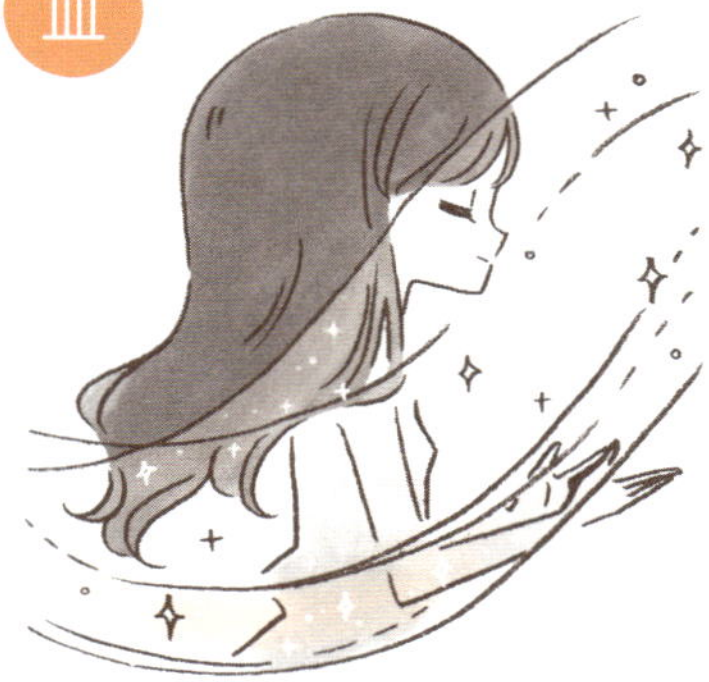

**血液＋血流の状態**
体に栄養と潤いを運んでいる
状態とは「血の量、質、循環」を指す

気

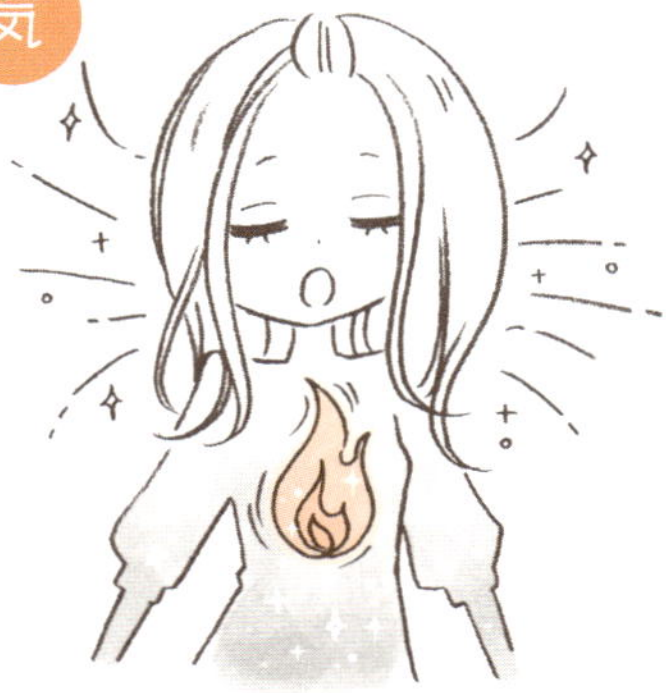

**体や心を動かすエネルギー**
呼吸や飲食によって生まれる
他の栄養成分の血や水を動かしている

精

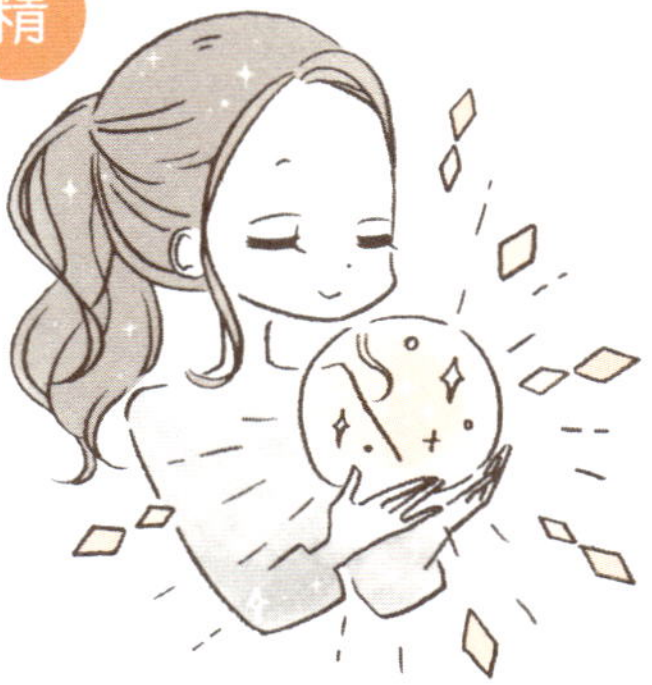

**「気血水」の根源となるエネルギー**
人の成長や老化に関係する
「腎」で作られる

水

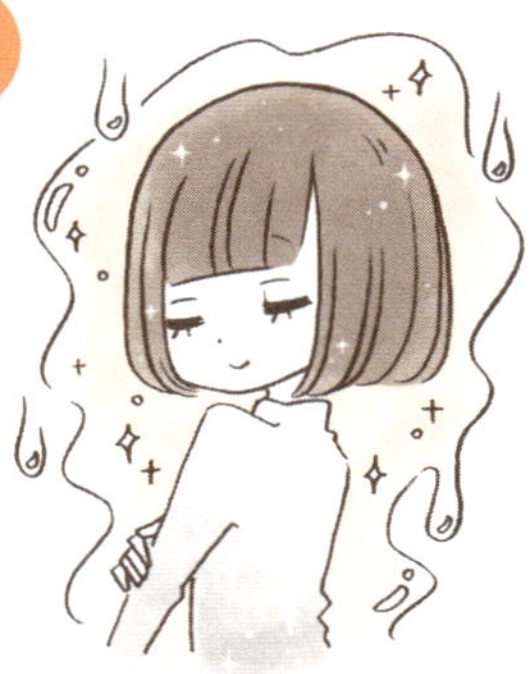

**血液以外の体液**
体の各部位に潤いを与える
関節部をスムーズに動かし、余剰な熱の発生を抑える

KEYWORD

「気虚」「気滞」は「瘀血」を引き起こし生理痛へつながります

## 1．気（き）……体や心を動かすエネルギーになるもの

呼吸や飲食（消化と吸収）により体に生まれるもので、新陳代謝や免疫、体温調節など、体が健康に働くために必要な原動力と捉えてください。

「気」は目には見えないものですが東洋医学では最も重視する要素です。

気が不足する病態を「気虚《ききょ》」、気の流れが停滞する病態を「気滞《きたい》」と呼び、漢方薬や生活養生による治療を検討します。

「気」には「推動《すいどう》」という働きがあると東洋医学では考えており、これは簡単に言い換えれば「動かす力」です。気が不足すれば、その他の栄養成分である血や水を流すことができなくなります。つまり気の流れが滞るということは血行も滞るということであり、これが生理痛の原因である「瘀血《おけつ》」（P41参照）という病態を作ることにつながると考えます。

気が不足すれば元気が出ませんし、すぐに疲れてしまいます。気が滞れば気持ちが鬱々としたりイライラが増したり、お腹が張ったり肩が凝ったりします。「気が塞ぐ」、「気が詰まる」などという言葉がありますよね、まさにこれが「気滞」の状態と言えます。

KEYWORD

「瘀血」は生理痛の最大の原因！
血の滞りが悪循環の要因

## 2. 血（けつ）……血液と血流の状態を合わせたもの

血は体に栄養と潤いを運びながら、体内の老廃物を回収し、体温を維持するためにも重要な働きを行います。

「酸素を送り身体に栄養を送る」という現代医学における血液の考え方と酷似していますが、「潤いを送る」というのがちょっと東洋医学独自の観点と言えるかもしれませんね。

「血の状態が良い」と東洋医学で言う場合は、血の量と質、その循環が良い、という意味になります。血が不足する病態を「血虚《けっきょ》」、血の循環が停滞する病態を「瘀血」と呼びます。血虚になれば血色悪く、疲労がちでめまいやふらつきに悩まされるなど、いわゆる「貧血症状」が現れます。ちなみに、現代医学でいう「貧血」は「血液成分の不足」を指します。いわゆる「赤血球」や「血小板」など血液を形成している成分が不足している状態です。

一方で東洋医学の「貧血（血虚）」は「血の体内量の不足」あるいは「造血能力の虚弱」を指すので、病院で貧血ではないと言われても、東洋医学では貧血（血虚）であるという人は実はたいへん多いのです。あくまで僕の経験による印象にすぎませんが、

KEYWORD

体内の水分の流れが滞ることでも
瘀血につながります

現代女性の7〜8割は東洋医学における「血虚（貧血）」であるように感じます。

瘀血はざっくりと「血液ドロドロ状態」とイメージしていただけば良いのですが、高血圧、高血糖、高脂血症などといった血液が関与するさまざまな慢性病の原因ともなりますし、血液の滞りはその部位に「痛み」を出すとされ、今回のメインテーマである生理痛の最大の原因にもなります。

## 3. 水（すい）……体内の体液

水は体の各部位に潤いを与え、乾燥を防ぐだけでなく、関節部などをスムーズに動かすための潤滑油としての役割もあります。また、体の余剰な熱の発生を抑える力があります。別名を「津液《しんえき》」とも言います（血液も体液ですが、東洋医学の考え方では血と水を切り離して定義します）。

水（津液）が不足している病態を「陰虚《いんきょ》」、循環に滞りがある状態を「水滞《すいたい》」と呼びます。

陰虚の方は喉が渇き、体がほてりやすく体の皮膚にも乾燥が見られます。血中にも潤いがなくなりドロドロとした血、すなわち瘀血病態を作りやすくなります。

KEYWORD

**東洋医学では「肝・心・脾・肺・腎」という五臓が相互に関係して体内の調和を保ちます**

逆に水滞の方はむくみやすく、身体にだるさや重さを感じがちです。流れの滞りは、気滞と同様にいずれ血のめぐりの停滞（瘀血）につながります。

## 4. 精（せい）……栄養成分である「気血水」の根源となるもの

ちょっとわかりにくいのですが、成長や老化を司る「生命の『根っこ』を動かすエネルギー」と僕はいつも説明しています。

精はホルモンなどの内分泌系、造血、免疫、生殖能力など生命の維持に欠かせない栄養成分であり、「腎《じん》」と呼ばれる部位で産生されます。

東洋医学における「腎」とは「腎臓」の働きを含みますが、その他にも精を作り出す働きがあるために「人の成長や老化を支配する部位」として非常に重要視されます。

腎が強い方は成長が早く、老化が遅いとされます。

現代医学に照らし合わせれば、成長ホルモンの分泌や抗酸化能力などをコントロールする部位として捉える

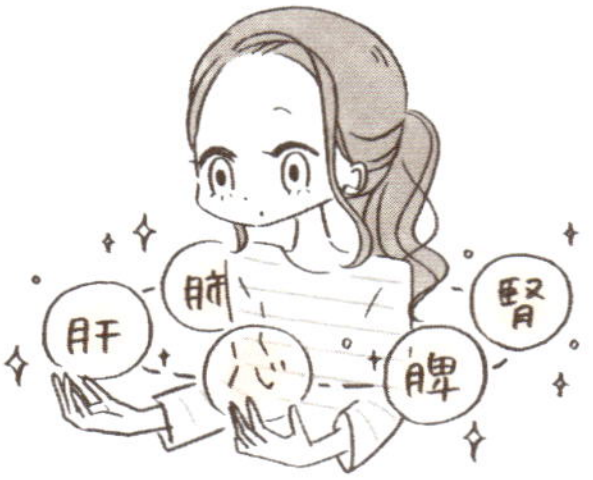

KEYWORD

精は先天的に備わっている分と、
飲食物や生活習慣によって
得られる後天的なものがあります

とわかりやすいでしょう。東洋医学独特の概念ですが、生理との関連でも重要な部位です。

精の量は誰でも加齢とともに減少していきます。成人前に精が不足すれば成長に不全が起こり、成人後に不足すれば老化のスピードが早くなるという解釈もできます。ホルモン分泌によって起こる生理を引き起こす力は、この精の状態に大きく依存しますので、精が不足すれば無月経、無排卵などの病態に直結するとも考えられています。

精が不足する病態を「腎虚《じんきょ》」と定義し、腎の働きを活発にすることで精の産生を助ける漢方治療を行います。

「精根尽き果てる」という言葉がありますよね？

精が多ければいつまでも若々しくいられます。反対に精がゼロになるというのは、いわゆる「寿命」であると考えてください。

4つの栄養成分のイメージはできたでしょうか？

気、血、水、精という4つの栄養成分が体にしっかりと作られ、淀みなく流れることで体の健康は保たれます。

これが東洋医学における健康の定義だということはすでに述べましたが、この不足や流れの停滞を正していくのが漢方薬による治療です。しかし漢方薬だけではなく、生活養生も大切な治療であるということはご理解ください。生活養生については、3章で述べていきます。

それでは次に、こうした栄養成分と生理痛が、どのように関係しているのかについて解説していきます。

東洋医学で生理痛を捉えると、栄養成分である気、血、水、精が、

**①うまく流れずに滞ってしまうことで痛みが起きるタイプ**
**②栄養成分が不足することで痛みが起こるタイプ**

という、大きく2つの原因に分けることができます。

これらについては次のページから、さらに細かく分類し、解説していきます。

まずはこの2つが、生理痛を引き起こすことにつながると覚えておいてください。いっそう理解が深まります。

Part 2

# なぜ漢方で生理痛が治るの？

## 生理痛最大の原因・瘀血が漢方で改善できる理由

ここでは漢方で生理痛が治るメカニズムをお話していきます。

まずは先程紹介した2つの原因、栄養成分である気、血、水、精が

**①うまく流れずに滞ってしまうことで痛みが起きるタイプ**

**②不足することで痛みが起こるタイプ**

を詳しく解説しましょう。

**①うまく流れずに滞ってしまうことで痛みが起きるタイプ**

東洋医学の考え方では、こういった状態を「実証」というタイプに分類します。

一言に「流れの滞りが起きる」と言っても、滞るものにはいくつか種類があります。

生理痛に影響を及ぼすような「滞るもの」は、「気、血、水、精」のうち特に「気」と「血」となります。

「気」は体内をめぐり臓器や器官の働きを動かす動力（エネルギー）のことです。

# 東洋医学としての生理痛のメカニズム

**生理痛最大の原因「瘀血」は「気、血、水、精」のトラブルによって起こる。**

type 1

## 実証タイプ

気、血、水、精がうまく流れずに滞ってしまうことで痛みが起きる

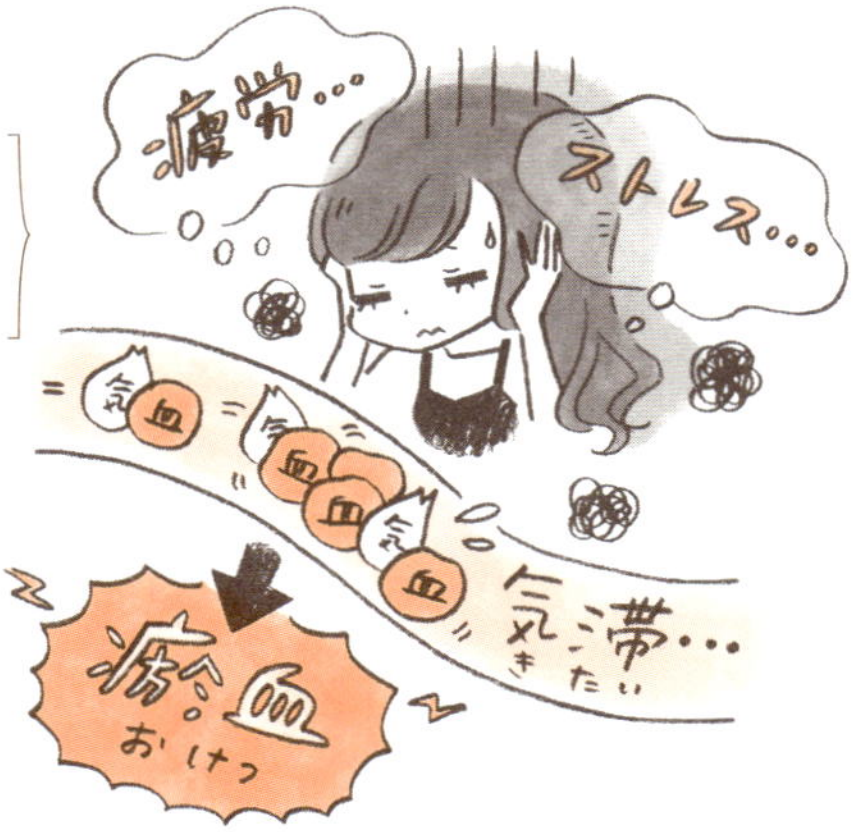


実証とは、外部からの有害物がうまく排泄できずに体内に充満することで、不調を起こす病態のこと

| | |
|---|---|
| 原　因 | 疲労、ストレスによる瘀血 |
| 症　状 | 刃物で刺されたようなズキッとした痛み、卵大のレバー状の血の塊 |

type 2

## 虚証タイプ

気、血、水、精が不足することにより痛みが起きる

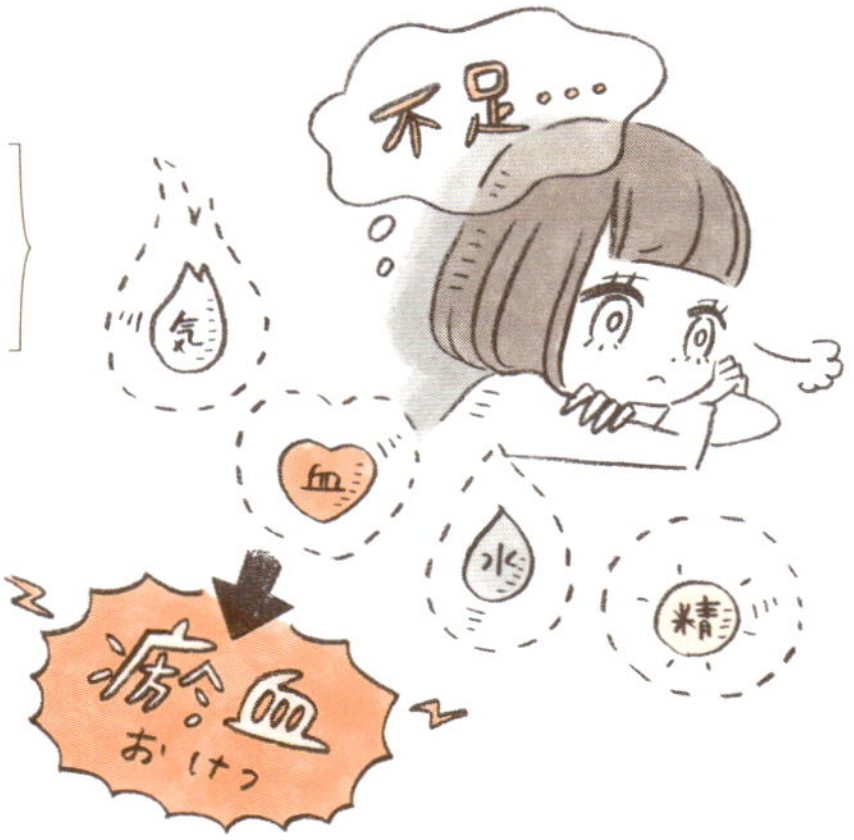


虚証とは、体の栄養成分が不足している病態のこと

| | |
|---|---|
| 原　因 | 飲食による栄養の不足、過労、臓器の機能失調による瘀血 |
| 症　状 | 痛みはそこまで強くないが、めまい、疲労感・倦怠感、無気力が伴う |

KEYWORD

## 気や血が詰まることが、実証タイプの瘀血の最大原因！

この流れに滞りが出る状態を「気滞《きたい》」と呼びます（Ｐ40参照）。気滞の原因には「疲労」「ストレス」などがあり、特に現代人はストレスによる慢性的な気滞を起こすことが多い傾向にあります。

また、「血」は気を推力として全身に運ばれることで栄養と潤いを運ぶ物質ですが、この流れに滞りが出る状態が、Ｐ41～42でも紹介した「瘀血《おけつ》」です。

東洋医学の言葉に「通らざればすなわち痛む」というものがあります。これを簡単に言い換えると「流れが詰まるところには痛みが生じる」という意味で、生理痛や生理時の頭痛、腰痛もこれに該当します。

瘀血状態になっている証拠としては、「刺痛《しつう》」という瘀血独特の刃物で刺されたような鋭い痛みが現れたり、経血に大量のレバー状の塊（卵大くらいの量が出ると明らかな異常）が混じったり、という症状があります。増悪すれば子宮筋腫や子宮内膜症を引き起こす可能性もあるというのは、現代医学の考え方と同じです。

生理痛を東洋医学で診る際に最も重要なのが、この血の滞りである「瘀血」です。気は血を動かす推力となるエネルギーと解釈されていますので、気滞の状態が続くことで自然に血のめぐりも悪くなり、瘀血が増悪することになります。

## ②不足することで痛みが起こるタイプ

では次に気、血、水、精という栄養成分が不足することで痛みが起こるタイプについてお話したいと思います。このタイプは「虚証《きょしょう》」タイプと呼ばれます。

このタイプの人は、さまざまな栄養成分や臓器の働きが不足しています。分類すると気が不足している「気虚《ききょ》」、血が不足している「血虚《けっきょ》」、水が不足している「陰《いん》虚《きょ》」、精が不足している「腎虚《じんきょ》」などがあります。

この虚証という体質、いずれも最終的には血の滞りである「瘀血」につながり、生理痛を引き起こします。

まず気が不足すれば、気を材料にして産生される血が不足します（気虚は必ず血虚を生む、ということですね）。

血が不足すれば少ない量を体にめぐらせなくてはならず、結果として血は汚れやすく、また流れも詰まりやすくなることで瘀血という体質につながります。

また、体の体液である水（津液）が不足する陰虚は、血中の水分も減らすことになるので血の粘度が高まり、ドロドロと流れにくい血を形成し、これもやはり結果として瘀血を生むことになります。

最後の腎虚ですが、腎という部位が作る生命力の根源である「精」というのは先述したように全ての栄養成分の基礎、材料となるもので、成長を促進させたり老化を遅らせたりするものでもあります。

精が不足することで気や血、水の全ての生産力も代謝も低下するので、精の減少を引き起こす病態である「腎虚」もまた瘀血につながっていくことになります。

また、ホルモンなどの内分泌も、腎が作る精の働きであると東洋医学では考えています。そのため、精の不足は女性ホルモンの分泌によりコントロールされる生理の不調や、関連して起こる生理痛のもうひとつの原因として捉えることができます。

いかがだったでしょうか？

あまり馴染みのない東洋医学の考えに戸惑われた方もおられるかと思います。簡単にまとめると、以下になります。

・生理痛の最大の原因は血の流れが停滞して起こる「瘀血」である
・瘀血を起こす原因は栄養成分の不足や停滞である

そして、この瘀血を漢方薬や生活養生といった漢方のメソッドで正すことで、生理痛を改善することができるのです。漢方で生理痛が治る仕組みは、これでご理解いただけたかと思います。

## 虚証状態の負のサイクル

「気、血、水、精」の4つの不足は、お互いの不足にもつながる。

血の材料でもあるため、結果として血の不足を招く

血中の水分が少なくなるため、流れにくいドロドロの血になる

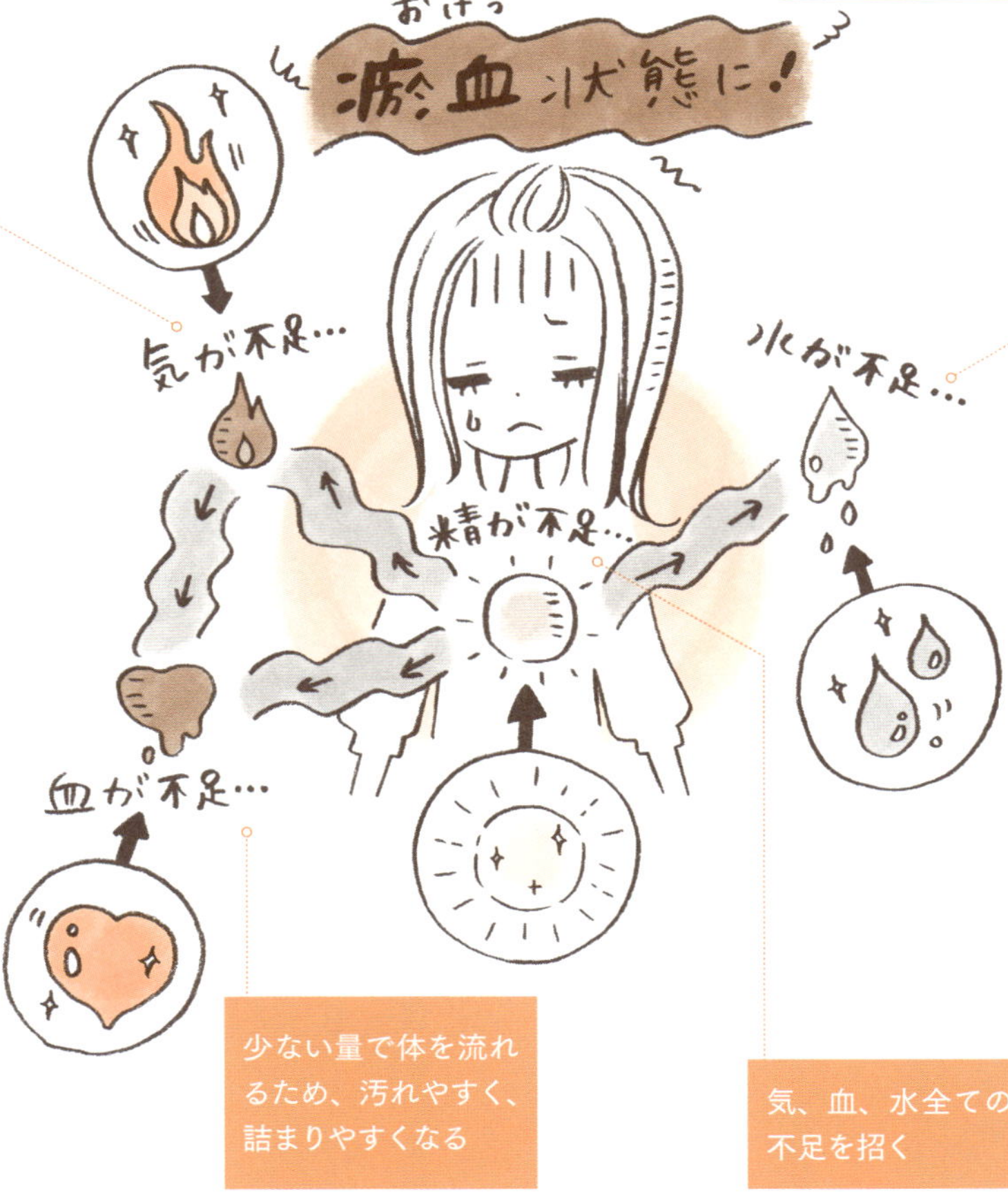


少ない量で体を流れるため、汚れやすく、詰まりやすくなる

気、血、水全ての不足を招く

Part 3

# 生理痛の原因となる4つのタイプ

## 生理痛のタイプは4つ
## 正しい対処法で改善をしましょう

ここまでで東洋医学における生理痛の原因が、最終的には「瘀血」という病態に起因するものである、ということがおわかりいただけたかと思います。

それではその瘀血がどのように生まれるのかを、特に相談の多い次の4つのタイプに分類し、その対策もあわせて解説していきます。

**①生活習慣における瘀血タイプ**
**②体ヒエヒエ陽虚瘀血タイプ**
**③ストレス蓄積気滞瘀血タイプ**
**④元気も血液も足らない気血両虚瘀血タイプ**

P4のチャートで自分がどのタイプにあてはまるのかを確認してみてください。

もちろん瘀血という病態は、これらの原因が複合して起こることもあります。そのため、いくつかのタイプに思い当たるようであれば、それぞれのタイプ別の対策をあわせて行うことをお勧めします。

# 生理痛原因の4タイプ

生理痛の主な原因は4つ。これら複数が合わさることもある。

## 1 生活習慣における瘀血タイプ

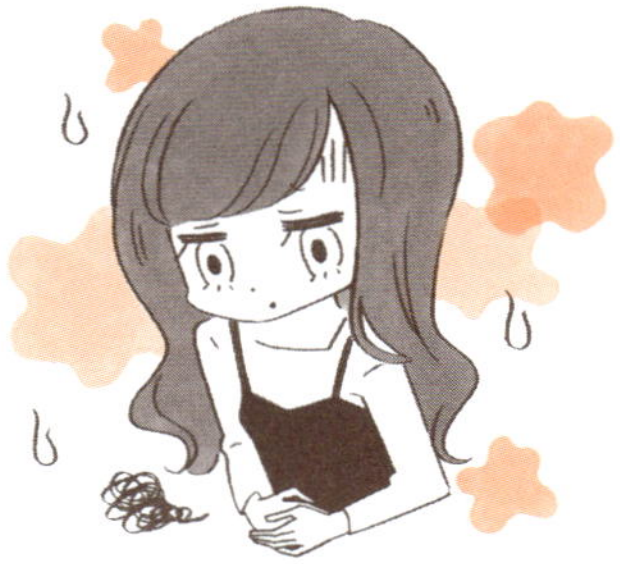

血行不良によって経血がスムーズに排出されず、絞られるような痛みが発生する

P54へ

## 2 体ヒエヒエ陽虚瘀血タイプ

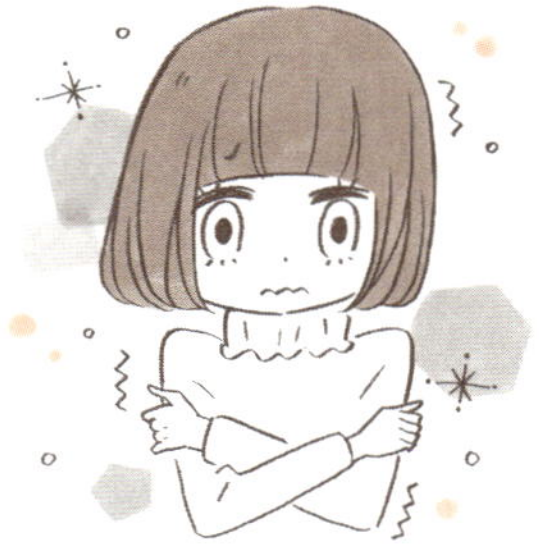

体の冷えにより子宮が収縮し、血行不良を招き、けいれんのように下腹部が痛む

P58へ

## 3 ストレス蓄積気滞瘀血タイプ

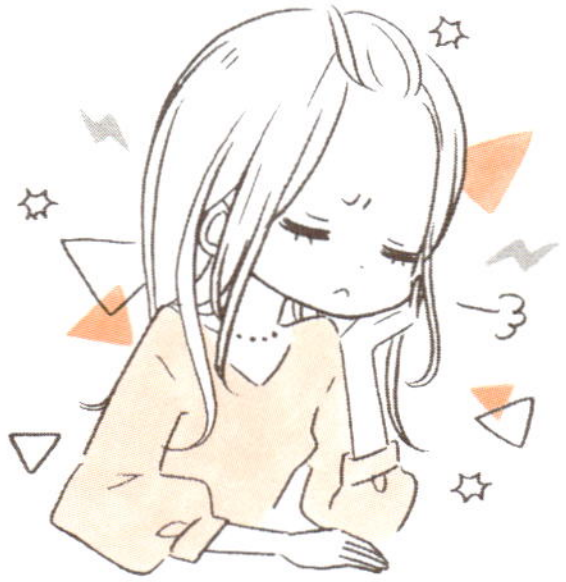

ストレスによって体のエネルギーである気が滞り、血行が悪くなって痛みが出る

P62へ

## 4 元気も血液も足りない気血両虚瘀血タイプ

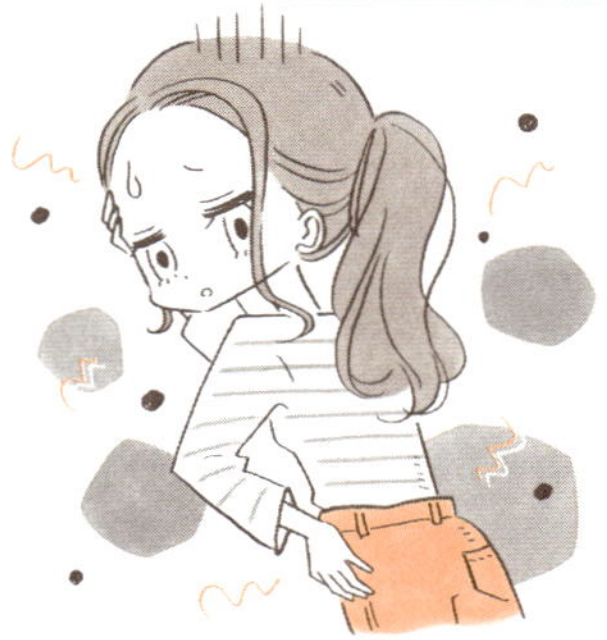

気と体に栄養を運ぶ血が不足し、生理周期が乱れ、倦怠感や鈍い痛みが増す

P66へ

## 生活習慣がもたらす
## 現代人に多い生理痛のタイプ

Type 1

### 生活習慣による瘀血タイプ

運動不足や喫煙、不眠など血行を滞らせる生活を長期にわたって送っている人が陥ります。長年の習慣が体に負担をかけていることが如実にわかる、典型的な瘀血です。まさに現代が生み出す瘀血タイプと言えるでしょう。

特徴としては痛みが強く、キリキリ刺すような痛み（刺痛）があり、出血量が多い傾向にあります。経血は黒ずんでいて、レバーのような塊も多く出ます（卵大くらいの塊が出た場合は危険信号）。

お勧めする生活養生は、身体を温めて血流を改善する食材を摂ることです。

具体的な食材としては玉ねぎ、ネギ、ニラ、にんにく、青魚、黒きくらげなど。火を通して温かくいただきましょう。らっきょうや桃、さくらんぼ、黒酢などにも優れた瘀血の改善作用があります。

これらの食材以外で悩んだ時には、「赤色」と「黒色」の食材をチョイスしましょう。それらはたいてい血行改善や血液浄化の働きを持っています。

反対に冷たいものや生ものは体を冷やしてしまうので、瘀血を生みやすくなってし

## 氏名：生活習慣による瘀血タイプ

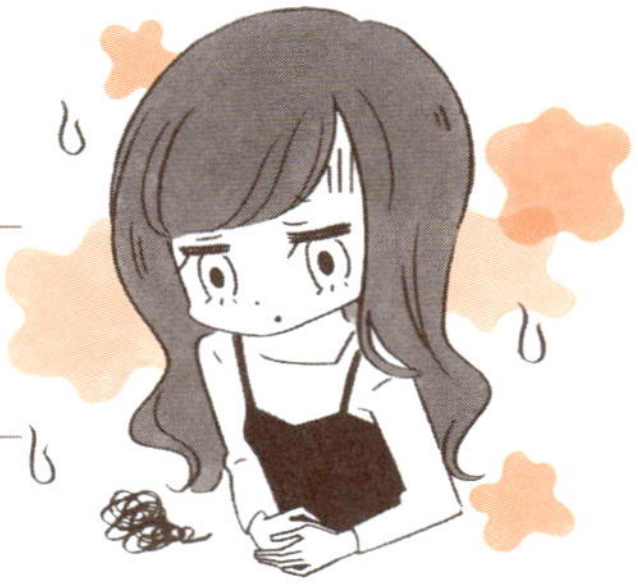

原因：運動不足、血行不良による瘀血

### 痛みの特徴

- ☑ 下腹部の痛みが強い
- ☑ キリキリと刺すような痛みを感じる
- ☑ 血の塊が出た後は痛みが少し和らぐ

### 生理の特徴

- ☑ 経血は黒ずんでいて、レバーのような血の塊が多く出る
- ☑ 出血量は多く、ナプキンを1日10回以上変える
- ☑ 生理が始める2～3日前から痛み始める

### 日々の生活習慣

- ☑ 日常的な運動をあまりしていない
- ☑ 尿の量が少なく、色も濃い目
- ☑ 目の下にクマが出やすく、唇や歯茎の血色が悪い

まいます。極力避けるようにすることが大切です。揚げ物やクリームなどの脂ものや、味の濃いものもできれば控えるようにしましょう。

このタイプの瘀血原因は生活習慣によるものですから、生活習慣の見直しが必要なのは言うまでもありません。では食生活以外には、どのように生活習慣を正せば良いのでしょうか？

このタイプは運動不足の方が圧倒的に多いので、運動により代謝を高める必要があります。具体的に必要な運動量は個人差がありますが、簡単な指標としては1日トータルで30分の歩行やラジオ体操、ストレッチなどです。これらの生活習慣を朝夕に組み入れると良いでしょう。

いきなり1日30分の運動を始めるのは難しいと思います。まずは少しずつ習慣化していきましょう。例えば10分の散歩を日課にする、それができたら次は15分、風呂上がりに軽いストレッチができたら朝も10分早く目覚めて朝にもストレッチ……というように、少しずつ無理なく運動量を増やすことが大切です。

生活習慣が長期にわたって血行を悪化させ、瘀血を作ったのであれば、同じくらいの時間をかけて良い生活習慣を作り、少しずつ「瘀血借金」を返していくことが大切です。漢方薬はあくまでもそれを応援してくれるものと認識し、漢方だけで全て

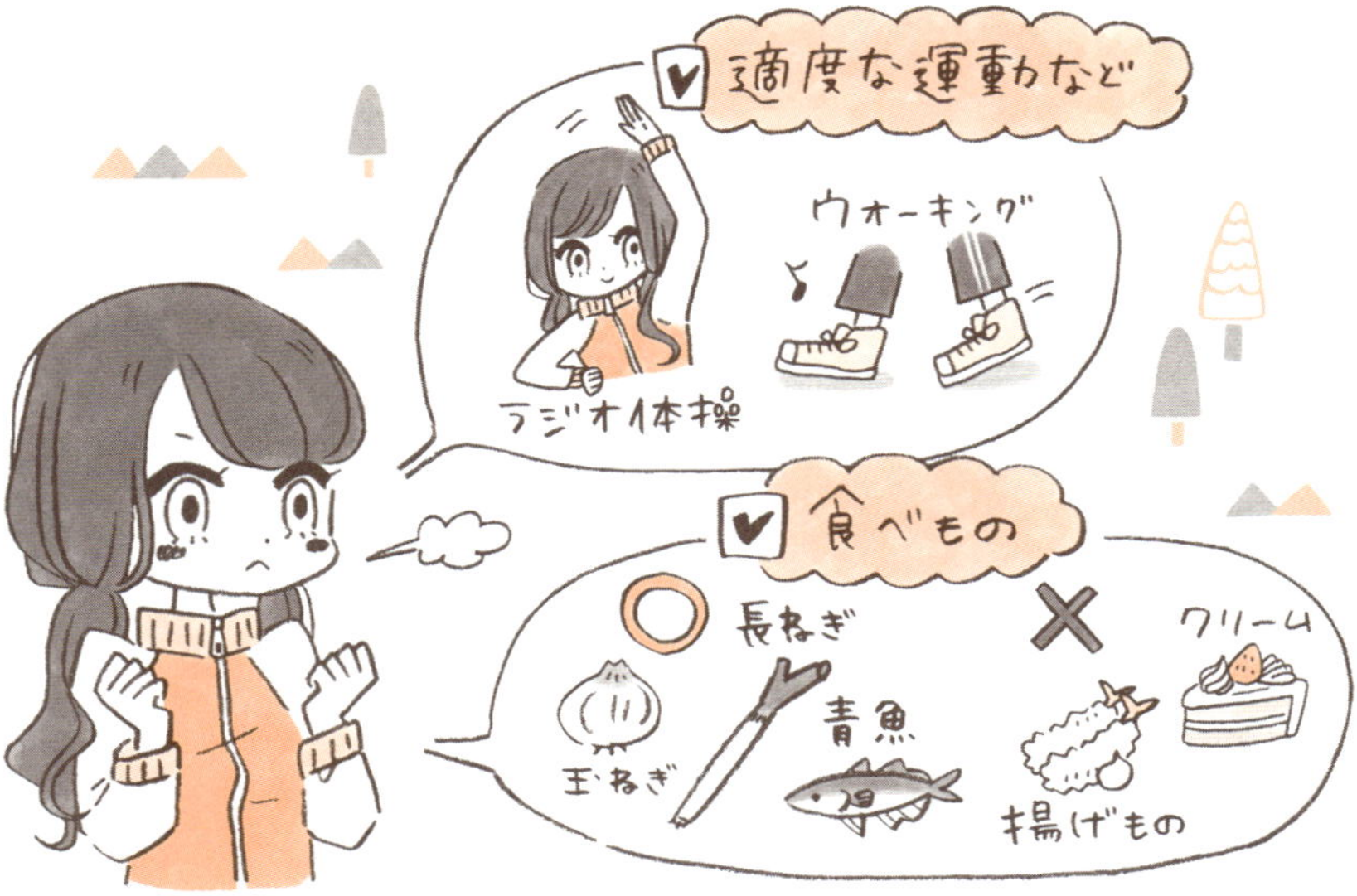


**食べものリスト**

| 食べたい | 避けたい |
|---|---|
| ・玉ねぎ　・ニラ | ・揚げ物（フライやスナック菓子） |
| ・にんにく | ・生クリーム |
| ・青魚（サバ、イワシなど） | ・ファストフード |
| ・黒きくらげ | ・ケーキ |
| ・らっきょう　・桃 | ・チョコレート |
| ・さくらんぼ　・黒酢 | ・アイスクリーム |
| など | ・冷たいもの　など |

を治せると思ってはいけません。

このタイプの改善によく用いられる漢方薬としては、桂枝茯苓丸《けいしぶくりょうがん》（P138参照）、血府逐瘀丸《けっぷちくおがん》、冠元顆粒《かんげんかりゅう》（P136参照）などがあります。

冷えが諸悪の根源!
夏でも注意が必要なタイプ

Type 2

# 体ヒエヒエ陽虚瘀血タイプ

体が冷えると生理痛が悪化し、温めると和らぐ、というのがこのタイプの最大の特徴です。

これは「陽虚」と言われる病態が原因で、簡単に言うと体の熱エネルギーが不足しているタイプです。

生理痛の特徴としては締め付けられるような痛みがあります。また、体が冷えると痛みが増す傾向にもあります。

治療方法としてはまず冷えることで血流が悪くなるので、基本は冷やさずに温めること。特に生理中は冷やさないことがとても大切です。

日本では一年中冷える要因があるので困りものです。冬の寒さだけでなく夏の冷房による冷えにも要注意。例えば薄手のカーディガンを携帯したり、夏でも足首を冷やさないような服装を心がけると良いでしょう。

温める場所としては特に腰回りと足首から先を冷やさないように。特に夏場は、薄着になることで冷えが起こりやすいので注意が必要です。

氏名：体ヒエヒエ陽虚瘀血タイプ

原因：体の冷えによる血行不良、熱エネルギーの不足

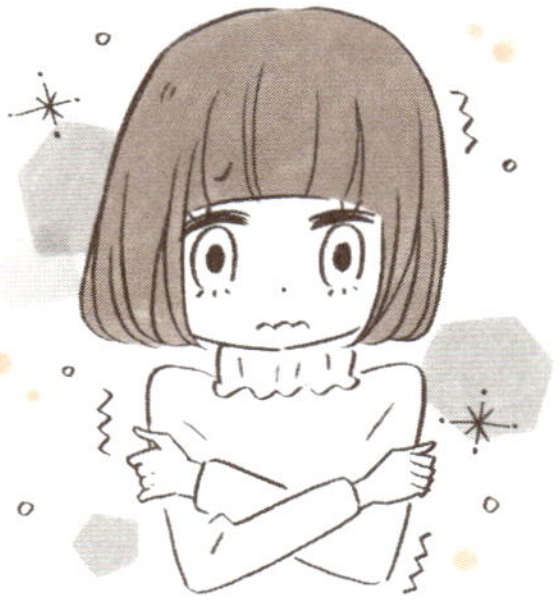

### 痛みの特徴

- ☑ 冷えると悪化し、温めると痛みが和らぐ
- ☑ ぎゅっと絞られるような痛み
- ☑ 悪寒を伴った弱い痛みが持続的に続く

### 生理の特徴

- ☑ 生理の初日から痛みを感じる
- ☑ 強い痛みの場合は経血は黒ずみ、弱い痛みの場合は薄い赤色
- ☑ 生理期間中に、特に体の冷えを感じる

### 日々の生活習慣

- ☑ 体を冷やす服装をすることが多い
- ☑ 冷たい飲みものや食べもの、生ものを頻繁に摂る
- ☑ シャワーだけで済ましてしまうことが多い

食養生としては体を温める性質である「温熱」の作用を持つ食材が効果的です。温かい根菜（じゃがいも、人参、ごぼう、玉ねぎなど）のスープや、紅茶に生姜やシナモンを加えて飲んだりすると良いでしょう。

また、入浴をシャワーだけで済ます方も多いのですが、このタイプの人は湯船に毎日10分程度浸かることも大切です。温度は40～41℃くらいでゆっくり足先まで浸かること。夏場であっても冷房で冷えてしまっている場合は、湯船に浸かっておいたほうが良いでしょう。

ただし、発汗が多い場合は、お風呂上がりに十分な水分補給を心がけましょう。コップ1杯くらいの常温のお水や麦茶などがお勧めです。キンキンに冷えた飲みものはおいしく感じますが、せっかく温めた体を中から冷やしてしまうので、避けたほうが良いでしょう。

夜の就寝時（日常生活中でももちろんOK）には、原始的ですが腹巻きなどが非常に有効です。冬の間は湯たんぽを用いるのもとても良いでしょう。夏の夜は、暑いからといって冷房をガンガンに効かせてしまうのはNG。28℃ほどに設定しておきましょう。

陽虚は基本的には体質的なものなので、毎日の養生が必要です。また、疲労がピークを超えることでも起こるので、しっかり休息を取って体の回復に気を使うことも大

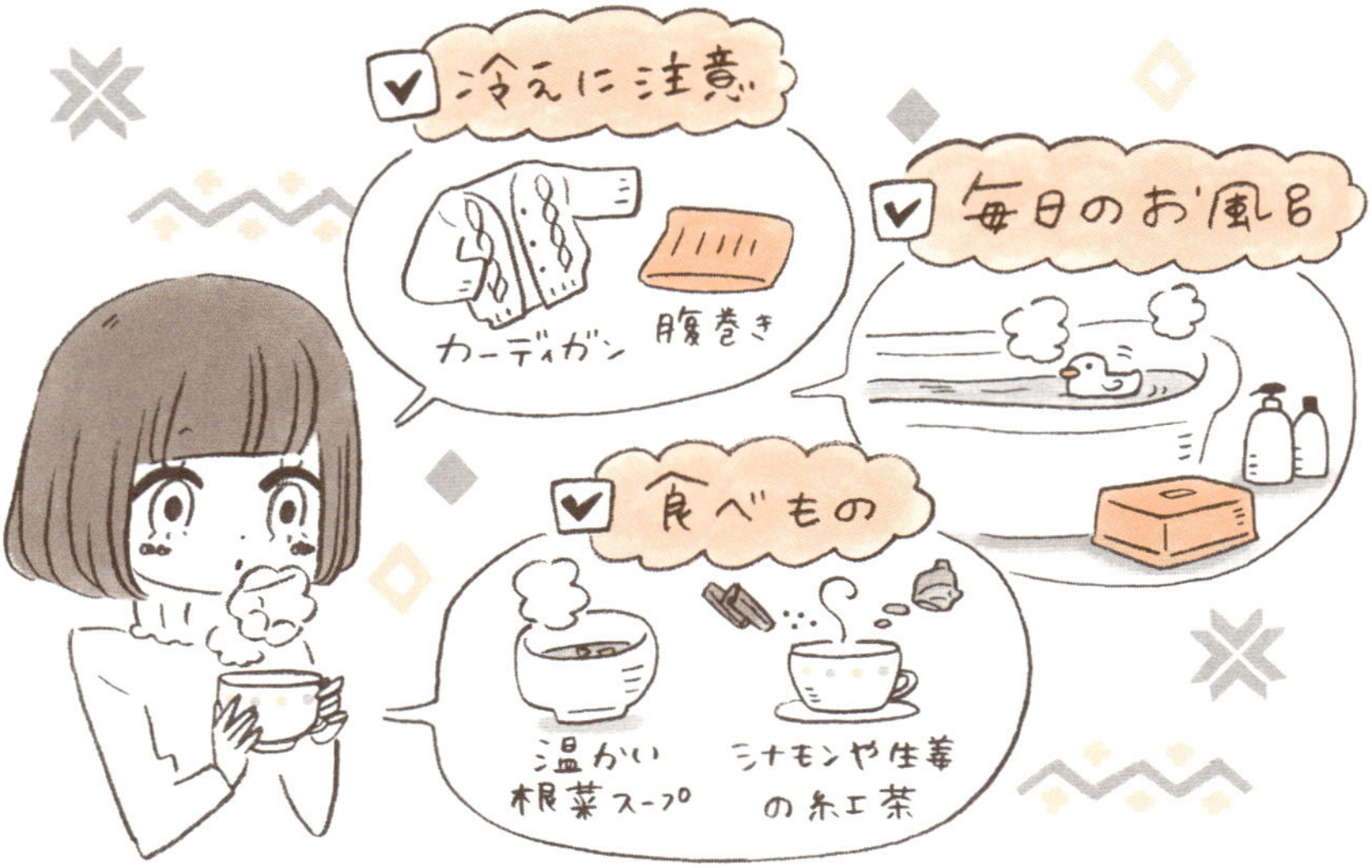
冷えに注意
カーディガン
腹巻き
毎日のお風呂
食べもの
温かい
根菜スープ
シナモンや生姜
の紅茶

事です。

治療する漢方薬としては、温経湯《うんけいとう》、婦《ふ》宝当帰膠《ほうとうきこう》（P142参照）、芎帰調血飲《きゅうきちょうけついん》第《だい》一《いち》加減《かげん》（P137参照）などがこのタイプにはお勧めです。

**食べものリスト**

| 食べたい | 避けたい |
|---|---|
| ・じゃがいも | ・白砂糖 |
| ・人参　・ごぼう | ・生野菜 |
| ・玉ねぎ　・生姜 | ・夏野菜 |
| ・シナモン | ・冷たい飲みもの |
| ・れんこん | など |
| ・長芋　・ねぎ | |
| ・鶏肉　・牛肉 | |
| など | |

精神的な影響を受けやすく
自律神経が乱れてしまうタイプ

Type 3

## ストレス蓄積気滞瘀血タイプ

ストレスによる瘀血タイプは、痛みが強い時とそうでもない時があるのが大きな特徴です。

このタイプでは、PMS（月経前症候群）症状がつらい人が多い傾向にあります。具体的な症状としては、生理前の時点でお腹や腰が張って痛んだり、肩こりや頭痛が起こったりします。慢性的なものと混同してしまうこともしばしばあります。

ストレスタイプの発症メカニズムは、緊張やストレス、環境の変化で自律神経が乱れることで血流が悪化し、痛みが増すというのが、主なものになります。

それゆえにストレスが軽減したり、逆に生理がくることで痛みが治まる人が多いのです。

生理前はもともとストレスの影響を受けやすい時期なので、まずはできるだけ生理1週間前くらいからはストレスを遠ざけてリラックスして過ごせるように意識するのが、生活養生としては有効です。ストレスに対するリラックス方法はご自身にマッチするものをお選びください。

# 氏名：ストレス蓄積気滞瘀血タイプ

原因：ストレスによる自律神経の乱れ、血行不良

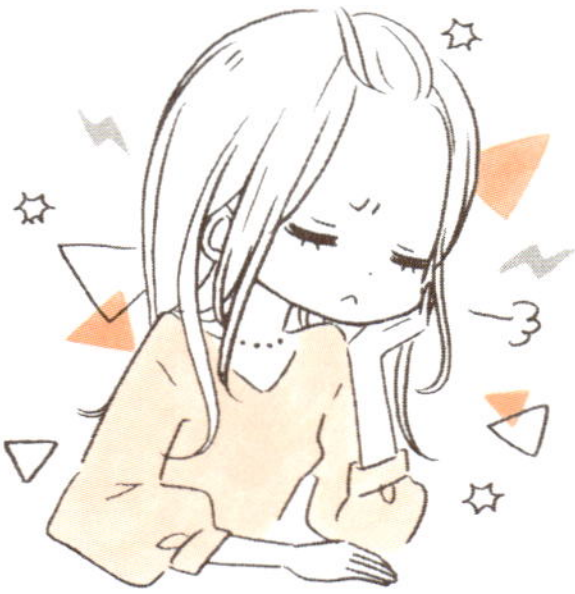

## 痛みの特徴

- ☑ 痛みが強い時とそうでもない時の差がある
- ☑ 生理前に胸やわき腹も痛むことがある
- ☑ お腹にガスがたまって痛む

## 生理の特徴

- ☑ PMS（月経前症候群）が強いことが多い
- ☑ ストレスの軽減、生理の開始によって痛みが和らぐことがある
- ☑ 生理が始めると痛みは和らぐ

## 日々の生活習慣

- ☑ 性格はまじめでストレスを受けやすい
- ☑ 生理前にイライラしやすい
- ☑ 夜あまり寝られない、つい食べすぎてしまうことが多い

例えばマッサージやエステ、軽い運動など、自分に合ったものを生理前に無理なく行うのがお勧めです。

リラックス方法は人それぞれですが、運動については第3章にまとめてあるので、参考にしていただければと思います（P84参照）。

なお、「○○しないとリラックスできない」という思いにとらわれてしまうと、ストレスが増してしまうので注意が必要です。

ストレス緩和に役立つ食材としてはシソ、三つ葉、香菜、パセリ、春菊、セロリなどの香味野菜や酸味のあるもの。これらを積極的に摂るようにしましょう。

香りの強い食材には「理気《りき》」というイライラ気分をリラックスさせてくれる作用が高いものが多く、有効です。また、酸味のある食材（お酢やレモン、柑橘類など）にも同様の効果があるので、こちらも調味料などとして積極的に採り入れていくと良いでしょう。

苦手なものはもちろん、唐辛子のように刺激が強いものは避けましょう。好きだったとしても、体は負担に感じてしまいます。

また、好きなものを好きなだけたくさん食べるというストレス解消法は、気持ちが晴れるかもしれませんが、体には逆に負荷をかけてしまいます。やめておいたほうが

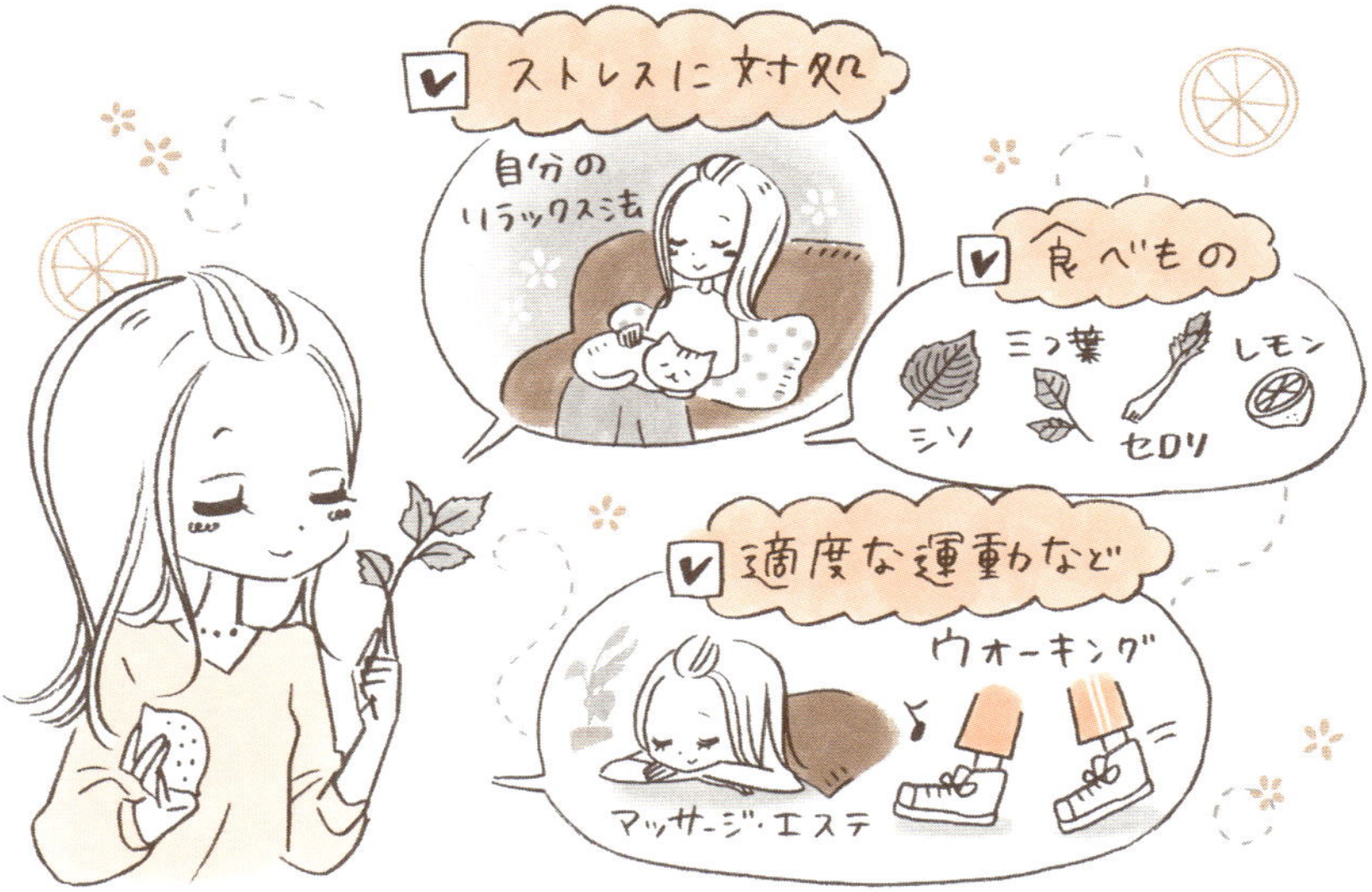
ストレスに対処
自分のリラックス法
食べもの
三つ葉
レモン
シソ
セロリ
適度な運動など
ウォーキング
マッサージ・エステ

良いでしょう。ストレスの解消法については、P94で詳しく紹介しています。

このタイプに用いられる漢方薬としては加味逍遥散《かみしょうようさん》（P138参照）、四逆散《しぎゃくさん》（P139参照）などがポピュラーです。

**食べものリスト**

| 食べたい | 避けたい |
|---|---|
| ・三つ葉　・香菜<br>・パセリ　・春菊<br>・セロリ　・お酢<br>・レモン　・柑橘類<br>など | ・唐辛子（香辛料）<br>・カフェイン（コーヒー、栄養ドリンクなど）<br>・熱すぎるもの<br>など |

## いつも疲労感が強く
## 貧血のような症状が出るタイプ

Type 3

# 元気も血液も足りない気血両虚瘀血タイプ

いわゆる「気虚」と「血虚」の病態が混在してしまった「気血両虚《きけつりょうきょ》」と呼ばれる病態にあたります。

エネルギーと血液の両方が不足しているため、非常に疲労感が強く、生理の時期にはめまいやふらつき、頭痛など貧血症状も強く現れることで全く動けなくなってしまう人もいます。

痛み自体はさほどひどくはない方が多いのですが、どちらかというと生理後半頃からジクジクした痛みが始まり、生理後も数日続く、というのが特徴です。

エネルギーと血液の両方が不足しているために常に疲労感があり身体が重だるく、疲れが増すことで体感的に生理痛が悪化する傾向にあります。

経血は色が薄く、サラサラと水っぽいことが多いのが特徴です。虚証（P47参照）の状態にある人の体液は薄く、サラサラしているので、わかりやすい見極めポイントになりますね。

生理中はいつも以上に無理せず、体を休められるような環境づくりが大切です。

氏名：元気も血液も足りない
気血両虚瘀血タイプ

原因：エネルギーの気と、体に栄養を運ぶ血の不足

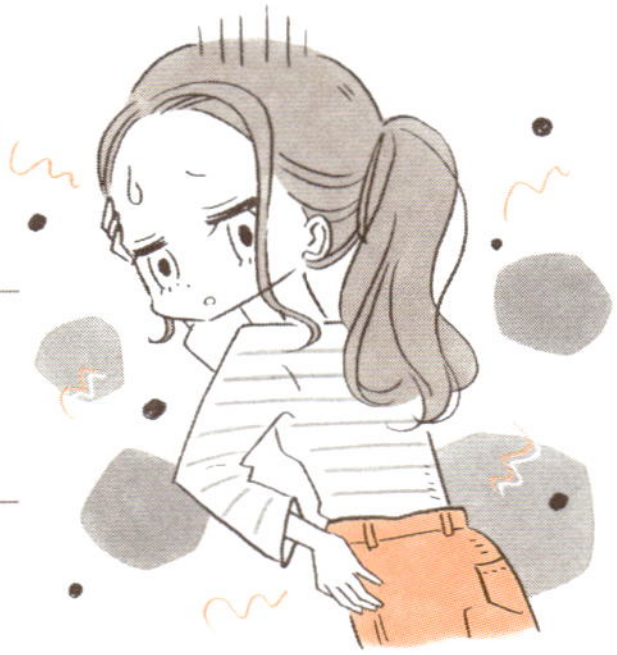

**痛みの特徴**

- ☑ 生理後半から重だるく鈍い、ジクジクとした痛みが始まる
- ☑ 生理が終わった後も、その痛みが数日継続する
- ☑ 痛いところをさすると、痛みが少し和らぐ

**生理の特徴**

- ☑ めまいやふらつき、頭痛などの貧血症状が強く現れる
- ☑ 全く動けなくなってしまうこともある
- ☑ 経血の色は薄く、サラサラしている

**日々の生活習慣**

- ☑ 体力が続かず、やる気に体がついていかない
- ☑ 偏食気味や、食欲にムラがあることが多い
- ☑ 特に生理時期になると体調を崩しやすい

何よりも睡眠が重要です。
睡眠時間が6時間を切ってしまうと、体に悪影響を及ぼすということも明らかになっています。できる限り7時間の睡眠を心がけるようにしましょう。日付が変わる前にベッドに入るという入眠時間も大事です。午前0時以降は、東洋医学では「陰」と「血」という身体の潤いを特に消耗してしまう時間として捉えています。そのため、やはり夜型の生活は生理痛の増悪を招くことに直結します。

食の養生に関しては、このタイプの方は食欲が低下したり、もともとあまり食べられなかったりすることも多いので、食事はできるだけ温かく、消化の良いものを摂るようにしましょう。エネルギーが少ない体なので、あまり消化などに負担をかけないような食事作りが大事です。

具体的にはナツメや生姜などを食材にした料理、お茶（ほうじ茶や紅茶は体を温めますが緑茶は体を冷やすので注意）などもお勧め。黒糖やはちみつなどで滋養をつけることも大切です。お茶に入れたり、パンに塗ったりして積極的に食事に取り入れてみましょう。補血作用のある「赤黒食材」で血を補いながら、補気作用のあるイモ類やきのこ類などで気を補うことも忘れずに。

このタイプによく用いられる漢方薬としては十全大補湯《じゅうぜんたいほとう》（Ｐ１４０参照）、婦宝《ふほう》

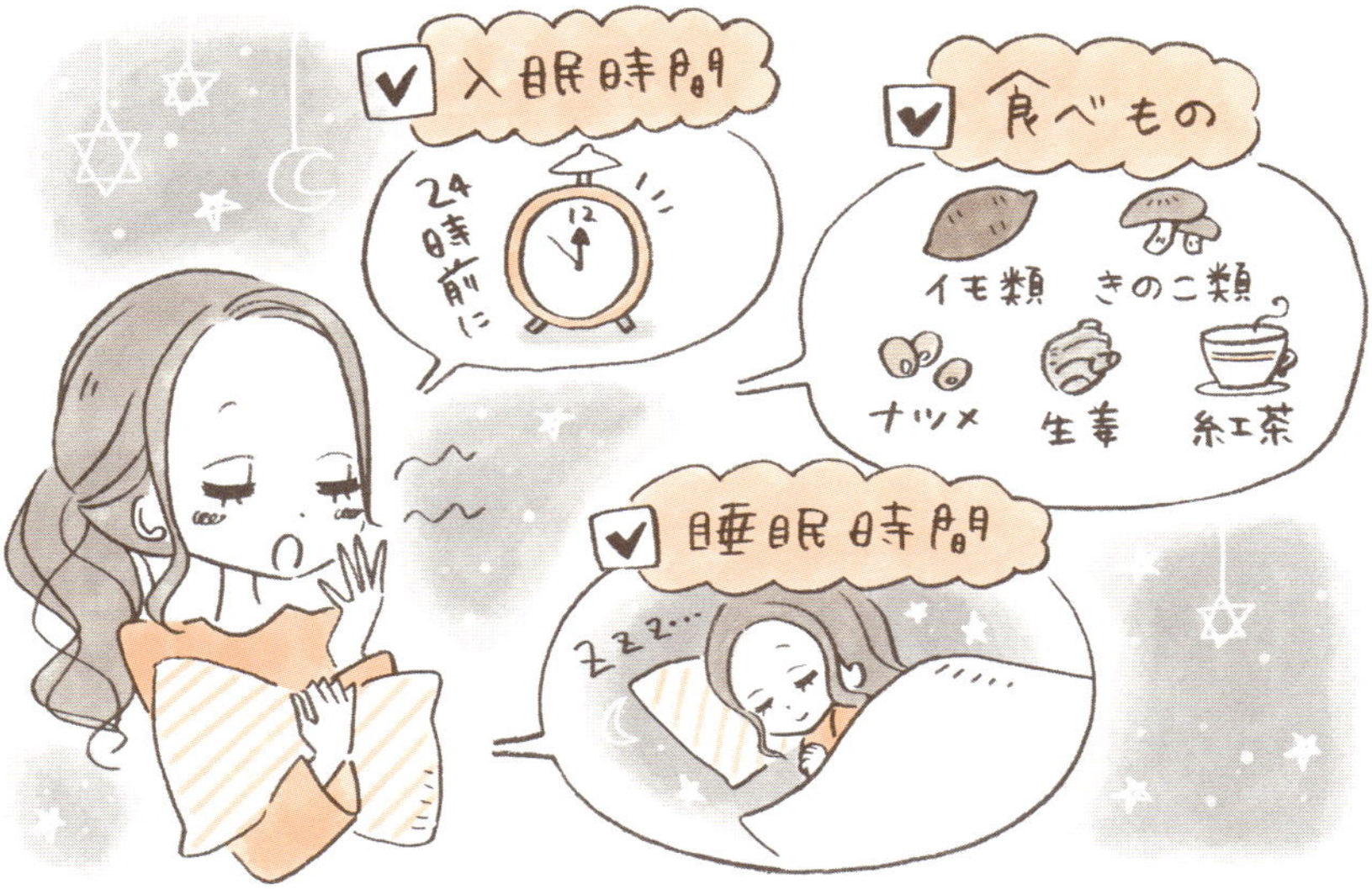


当帰膠《とうきこう》（P142参照）、当帰芍薬散《とうきしゃくやくさん》（P142参照）などがありますが、胃腸系の弱い方は漢方の選定にも注意が必要です。服用する場合は、必ずその前に専門家に相談することをお勧めします。

| 食べものリスト | |
|---|---|
| 食べたい | 避けたい |
| ・ナツメ ・生姜<br>・ほうじ茶 ・紅茶<br>・黒糖<br>・はちみつ<br>・イモ類<br>・きのこ<br>など | ・菓子パン<br>・緑茶<br>・脂身の多い肉<br>・冷たいもの、生もの（生野菜、刺身など）<br>など |

Part 4

# 現代医学との治療の違い

## 「根本治療」と「対症療法」2つを組み合わせて治療を

現代医学（現代医療）と東洋医学の治療の違いは、どのようなものなのでしょうか。

現代医学による生理痛の治療は大きく2つ。

**①鎮痛剤を用いて生理痛を軽減する**

**②ピルを用いて排卵をコントロールする**

いずれも適正に用いることで生理痛の軽減に効果的ですが、鎮痛剤はあくまでも痛みを抑えることを目的としているため、生理痛そのものを改善させるものではありません。いわゆる「対症療法」ということですね。

同じくピルも、排卵を止めることで生理自体をコントロールし、生理痛そのものの発症を効率的かつ効果的に抑えることができます。しかし、残念ながらこちらも生理バランスを自分の力で根本的に整えるものではありません。

## ピルによるコントロールの仕組み

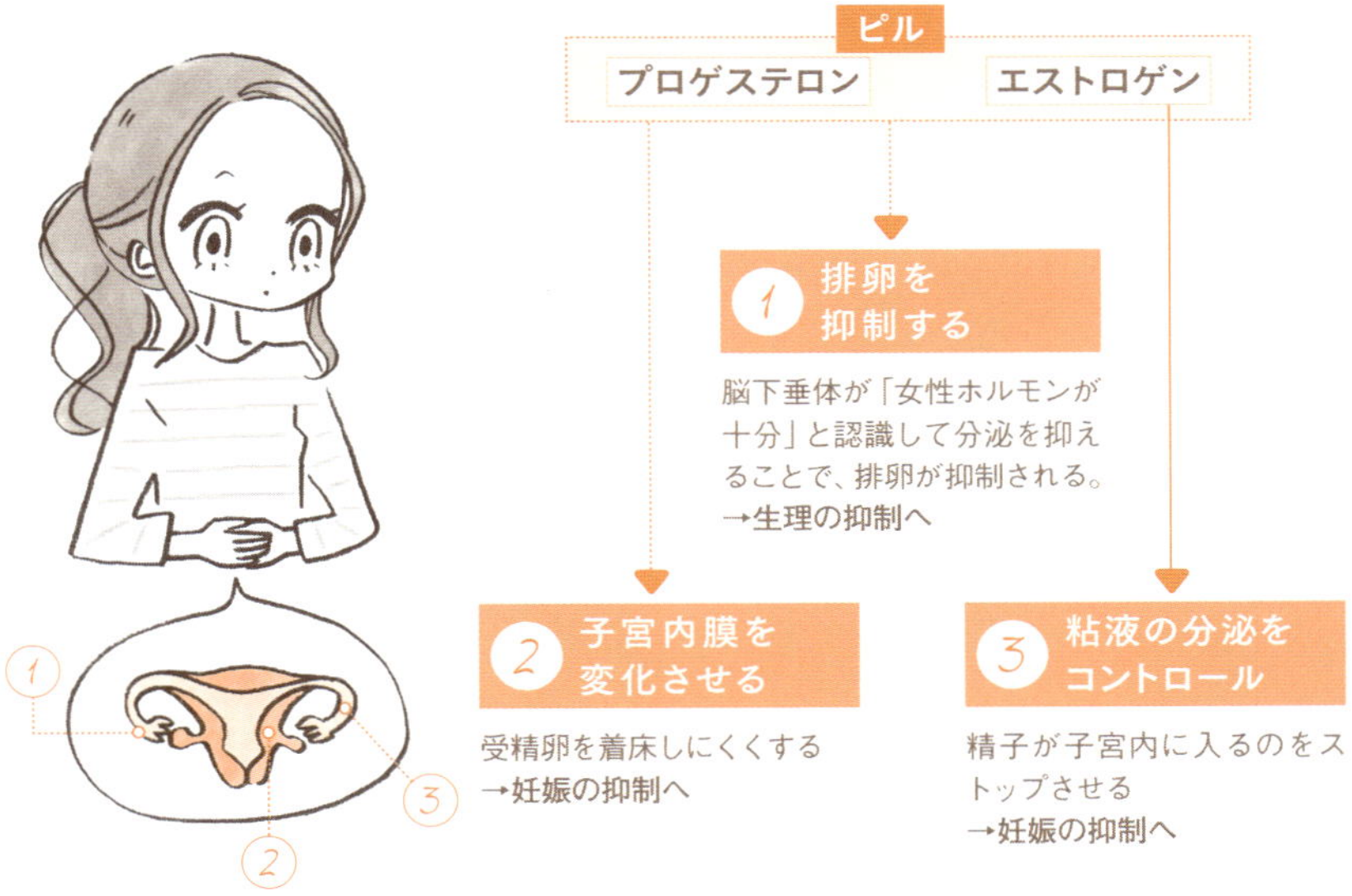


漠然とした知識はあるけれど、ピルについて実はよくわかっていないという方も多いと思います。なので、ピルについて少しお話しておきましょう。

ピルはホルモン剤の一種で、女性ホルモンの黄体ホルモンと卵胞ホルモンから構成されます。卵胞ホルモンの含有量の差によってさまざまな種類のものがあります。

効果を発現するメカニズムとしては、服用により血中の女性ホルモン濃度を一定に保ち、卵胞の成熟を抑えることで排卵が止まります。

避妊や卵巣を休ませる、生理周期をコントロールするなど、生理痛以外にもさまざまな使い方が可能です。その一方で、悪心、胸の張り、だるさ、むくみ、不正

KEYWORD

## ピルには軽い吐き気や倦怠感など、つわりに似た副作用もあります

出血、そして血栓症などの副作用もあるとされます。

しかし、つらい生理痛や生理の悩みに効果的であるのは事実です。僕自身も患者さんが生理痛や生理トラブルによって自分のやりたいことが邪魔されるのが悲しい、という訴えがあった時に「体には良くないから使わないほうが良い」とはじめから否定することは一切しません。きちんとメリットとデメリットを理解した上で使用することに異論はないのです。

ただ、ピルを使っても根本的に「生理痛の原因」を取り除いたことにはなりません。これは鎮痛剤と同じです。

一方で、東洋医学での生理痛の治療は、まさにこの「生理痛の原因」を根本から改善するということを目的にしています。

どちらが優れているとか、どちらがいけないということではないと、僕は考えています。「根本治療ができるし、副作用も少ないんでしょ？　じゃあ漢方薬が良いに決まってる！」とおっしゃる方が多く、気持ちとしては嬉しい部分もあります。しかし、漢方薬だから副作用がないわけではありません（選択を間違えなければ副作用はごくごく少なく安心して使えるのは事実ですが）。また、根本治療といういわば「体質の再構築」を行う必要があるため、改善には短くても数カ月単位での時間が必要と

KEYWORD

**2つの病院にかかる場合は、出される薬の取り合わせに注意が必要です。どちらの処方も明らかにしておくようにしましょう**

なります。

我慢できないほどつらい症状を「西洋薬は駄目」と漢方薬だけで無理をしなくても良いと思います。

どちらにも長所と短所が存在します。そのため、僕は現代医学と東洋医学を組み合わせる「良いとこ取り」をお勧めしています。例えば、現代医学による治療を試すと同時に、東洋医学による根本治療を行うことを提案しています。

僕の患者さんには、鎮痛剤やピルの服用が「全ていけない」と思っておられる方が非常に多いのですが、急を要する事情があるなら、漢方薬の効果が現れる前にそういった薬の使用を我慢する必要はないと考えています。あくまでも目的は「つらい生理痛から解放されること」です。

ただし、対症療法だけではなく根本治療を行うことで、病巣、病態自体を改善するのが理想です。

現代医学とともに東洋医学の治療を行うことに、大きな価値があると考えています。

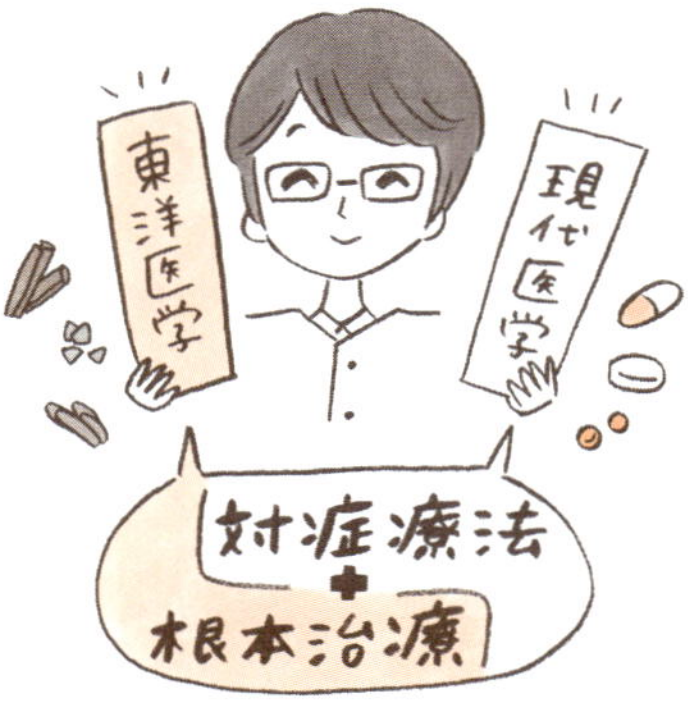

Column 02

# 漢方生理治療の罠？

いわゆる一般的な現代医学による病院でも、生理に関する相談に対して漢方を処方することがあります。しかし、ここによく陥りがちな「罠」があるのです。

ドクターが漢方に精通していない場合、あるいは診断に漢方的な手段（時間をかけて東洋医学の観点から体質や病気の分析を行う行為）を取れない場合はどうしても「マニュアル処方」が出されがちです。これは高確率で誤った処方になることがあり、効果がないだけでなく場合によっては副作用を招くこともあります。

そこで、特に病院で多く処方される2つの漢方薬について「こういう症状が現れたらやめておこう」というものをお教えしましょう。参考にしていただければ、と思います。

**当帰芍薬散**《とうきしゃくやくさん》…胃腸虚弱の人が服用した場合、胃腸に痛み、もたれが出ることがあります。胃腸障害が現れたらやめたほうが良いでしょう。

**加味逍遙散**《かみしょうようさん》…牡丹皮《ぼたんぴ》、山梔子《さんしし》という生薬が、体を冷やす性質を持ちます。飲んで冷え性が増悪するようならやめておきましょう。

漢方は、あくまでもその人それぞれに適合したものを選ぶ必要があります。マニュアル処方に違和感を感じたら、ぜひ近くの漢方の専門店へご相談ください。

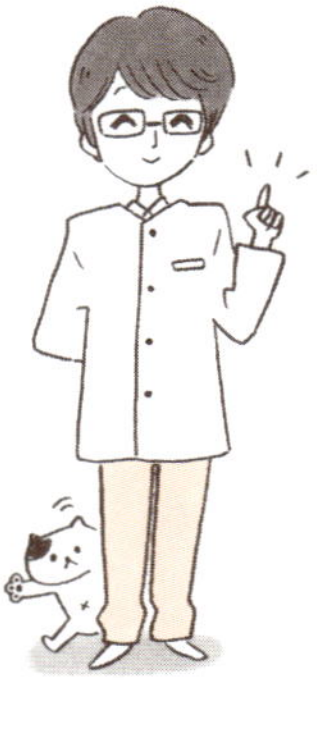

# Chapter3

# 漢方で生理痛ぬけ！今日からできる10の習慣

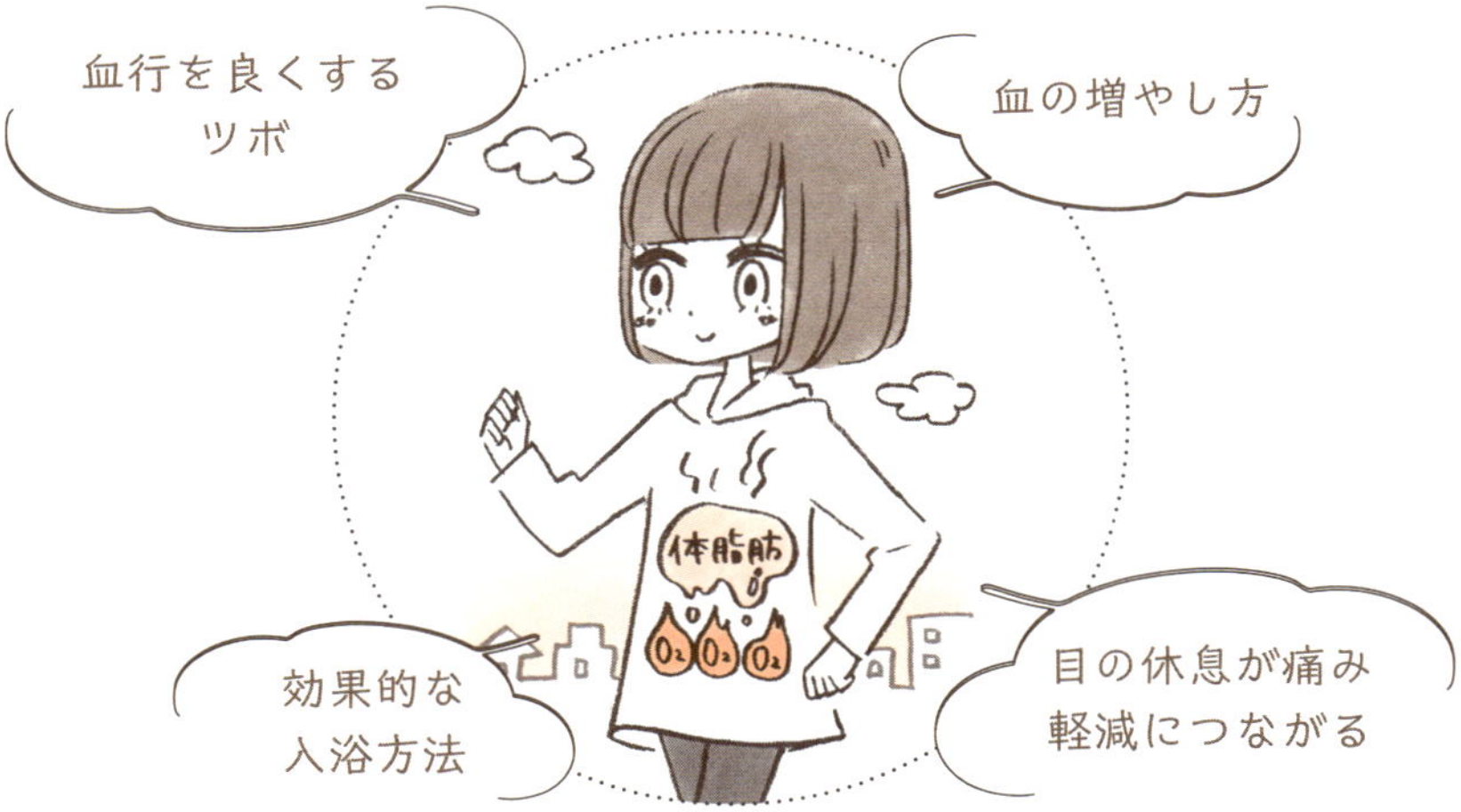

血行を良くする
ツボ
血の増やし方
体脂肪
効果的な
入浴方法
目の休息が痛み
軽減につながる


それでは、生理痛をなくすためには
具体的に何をすれば良いのでしょうか？
この章では、東洋医学としての考えから、
日常に取り入れられる生理改善のための
習慣を紹介します。

Part 1

# 生理痛ゼロのための生活習慣

## 生理痛がない体へ変える
## 根本的な体質改善のポイント

さて、この章では生理痛ゼロを目指すための生活習慣についてお話したいと思います。「今日からできる」をコンセプトに、特に効果的と思われる以下の10の習慣をピックアップしました。ぜひ参考にしていただければ、と思います。

それぞれの習慣の解説に先駆けて、「生活習慣作りを成功させる簡単なポイント」もお話しておきます。参考にしてみてください。

**ポイント①　「これならできる」くらいから始める**

よく「生活習慣を今日から全部健康的に変えます!!」という人がいます。その意気込みは素晴らしいですが、やめておきましょう、かえって続きません。

今までの習慣を変えるということには大きなエネルギーが必要になります。ですからまずは「これならできる」というくらいの、少しの変化から始めましょう。そしてそれが意識しないでもできるようになったらまた少し、という風に無理せず一歩ずつ前に進むことが成功の秘訣です。そもそも生活習慣を上手に変えられたとしても、生理痛の改善の実感ができるようになるにはどんなに短くとも3～4カ月かかります。ですから、結果を焦ることなく毎日の養生を積み重ねていくことが何よりも大切です。

**ポイント② 小さな成功体験で達成感を**

人間の習慣は1週間くらい続ければ次第に習慣化していきますので、最初のつらさをいかに乗り越えていけるか、というのがポイントです。そこで小さな到達点を用意してその都度に「目標を達成するという達成感」を得られるように目標設定していくと習慣化しやすくなり、生活習慣はきちんと変えることができます。

例えば「早寝早起きをする」と決めたらまずは今までより10分早寝早起きする。それができたら翌日は20分、というようにです。

この2つのポイントを踏まえていただき、10の習慣の成功に役立てていただければ、と思います。

それでは10の習慣についてお話していきましょう！

## 空き時間にツボを刺激することで毎日改善を積み重ねる

shukan

1

# 血行を良くするツボを毎日押す

生理痛の原因となる「瘀血」という病態は、言い換えれば「血行不良」という状態とも言えます。

瘀血改善のための生活習慣に関してはこれ以降のページで解説していくので、ここでは日常的に簡単に押せて血行改善に役立つツボを紹介したいと思います。

気がついた時に押せるものとしては、左図の3つのツボがお勧めです。

ツボは、親指でゆっくりと力を込めてぐいぐいと押しましょう。イタ気持ち良い、と感じるくらいがお勧めです。タイミングは「深呼吸をしながら息を吐く時に押す」がコツです。鼻で大きく息を吸い、口から長く息を吐きながらグ〜っと押すと効果的でしょう。

ツボ押しは1日何回、という決まりはありません。テレビを見ている時や電車で座っている時などに、続けて何回か押しておくと良いでしょう。

そうしてツボ押しを習慣づけて、毎日積み重ねていくことで、少しずつですが体質を改善していくことができます。

# 血行を改善するツボ

**ツボ押しを習慣づけられると、少しずつでも体質改善につながる。**

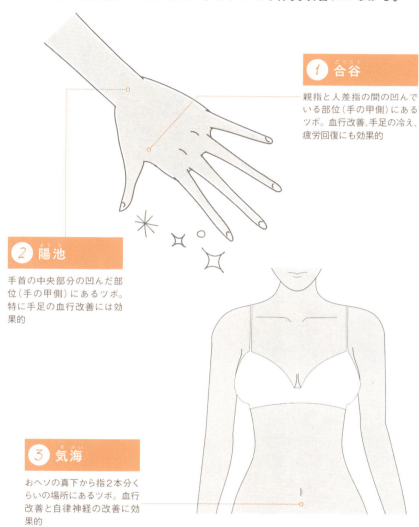

### 1 合谷《ごうこく》

親指と人差指の間の凹んでいる部位（手の甲側）にあるツボ。血行改善、手足の冷え、疲労回復にも効果的

### 2 陽池《ようち》

手首の中央部分の凹んだ部位（手の甲側）にあるツボ。特に手足の血行改善には効果的

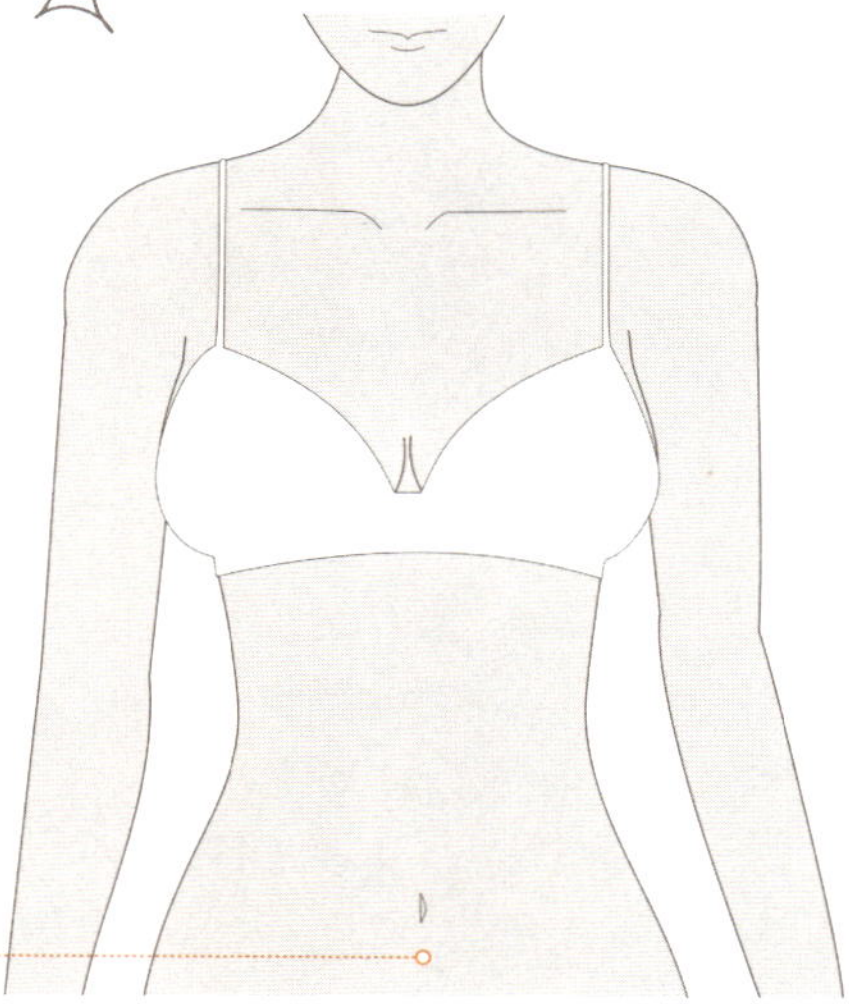

### 3 気海《きかい》

おヘソの真下から指2本分くらいの場所にあるツボ。血行改善と自律神経の改善に効果的

shukan

2

# 「空腹の時間」で血を増やす

## あえて胃を空にすることで栄養の吸収を活発化することができる

先天的、後天的な要因を問わず、血の不足状態（血虚）が長く続くことで、自然と瘀血体質が生まれてしまいます。

他の生活習慣の解説においても血を補う方法は説明していますが、ここではちょっとした「血を増やすポイント」についてお話しておきます。

体に流れる血液量を根本的に増やすためには、「空腹の時間を作る」ことをお勧めします。

胃は食後90分程度で消化を終え、強い収縮を起こすことで胃壁にこびりついたカスなどを掃除します。そうすることで、次の食事からの栄養吸収を良くする働きがあります。常に体に空腹の時間がない状況だと、この掃除がうまくいかず、せっかくの血肉を作る働きも阻害されてしまいます。

そこで、胃が空っぽの時間を作るようにしましょう。血を作るための栄養を、より効率的に吸収できるようになります。口寂しいからといって食べていた間食は我慢しましょう。

よく胃の弱い方が相談で「食欲はないけど無理にでも食べるようにしています」と話

## 瘀血改善と空腹の関係

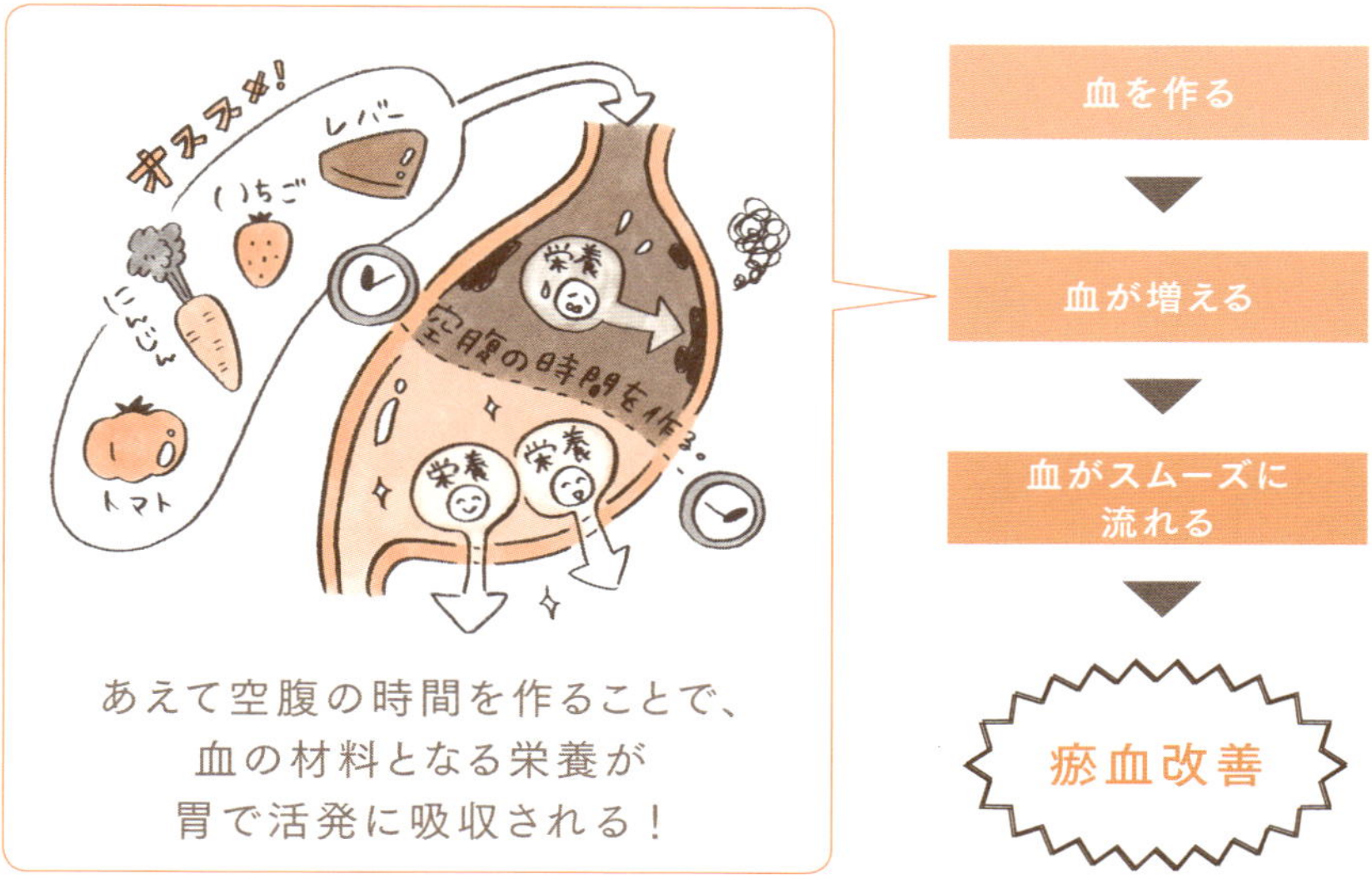


してくれることがあります。そのような場合でも、無理をせずにお腹が空いたら食べるというのを心がけると良いでしょう。

血液不足がある方は鶏肉、レバー、いちご、人参、黒ごま、黒豆、あずき、トマト、ほうれん草、クコの実など、造血能力を高めてくれる食材を積極的に摂るのもお勧めです。

また、血を作るためには「タンパク質」も欠かせません。やはり良質なタンパク質として肉（獣肉・魚どちらでも）は必要ですが、胃腸が弱い方や苦手な方は豆類などの植物系のタンパク質で補うようにしましょう。

血液が十分にあることが、瘀血の改善には絶対的に必要です。

shukan

3

# 体に悪い食生活を改善する

## 食べものの種類だけでなく食べ方、食べる時間も大事に

先に「血を増やす食材」についてお話ししましたが、ここでは生理痛の原因である「瘀血」を増悪させる食生活の改善方法をお教えします。

まず、東洋医学には「肥甘厚味《ひかんこうみ》」という避けるべき食材の概念があります。これは言い換えれば「脂肪分、糖分、濃い味」のことであり、全て血液の流れに滞りを生む食材です。

さらに冷たいものや生ものも同様に体を冷やすことで血流を悪くしがちです。これらの食材は控えるほうが良いでしょう。

次に、積極的に摂りたい食材を紹介しましょう。瘀血を改善させることで生理痛を和らげる効果が期待できる食材としては、青魚、にんにく、ネギ類、もも、らっきょう、黒酢、海藻類などがお勧め。血流改善に非常に効果的とされます。

ただし、いくら良い食材と言っても胃腸系に対して刺激にならないように心がけてほしいことがあります。できるだけ火を通すこと、消化しやすいように煮たり蒸したりすること、よく噛んで食べること、ゆっくりと食べること。これらを守って味わって食べ

てください。必ずしも1日3食を食べなくてはいけない、ということはありません。しかし、できるだけ分散して食べることで、どか食いを防ぎ、胃腸への負担を抑えることができるので僕はお勧めしています。

また、就寝予定時刻の少なくとも2時間前までには食事を終えるようにしましょう。満腹の状態で睡眠に入るというのは実は消化にも睡眠にもよくありません。肉料理などの難消化性の食事がメインの場合は、3時間以上は空けてほしいと思います。

このように「食べる食材は何が良い？」という点だけではなく、その食べ方や食べる時間にもしっかりとした意味があることを覚えておくと良いでしょう。

ちなみによく聞かれる「間食」についてですが、お菓子の間食は極力避けましょう。特にアイスやケーキ、チョコレート、クッキー、スナック菓子などは脂肪分が多く、瘀血体質を増悪させます。

どうしてもお腹が空いてしまうという方は、ナツメやくるみ、ナッツなどを少量（片手の手のひらに収まるくらい）食べると良いでしょう。ナッツ類は、脂肪分はありますが血行改善の働きがあるので、菓子類と比べると遥かにお勧めです。

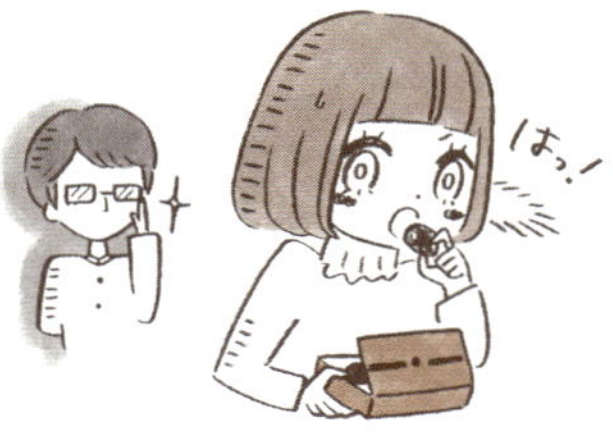

shukan 4

# トータル30分の運動をする

## 「無理をせずに継続できるか」が何よりも大切な指標

適度な運動は、代謝アップによる血行改善にも効果的。さらに、リラックス効果で自律神経のバランスが整うことでも血流の停滞を抑えることもでき、非常にお勧めです。

しかし、「適度な運動ってどれくらい？」と悩まれる方も多いと思います。

もちろん個人差があるので、必ずしも「これが正解！」というものはありません。目安は「1日トータル30分の有酸素運動」＋「ストレッチ」です。

有酸素運動とはウォーキング、ジョギング、サイクリング、水泳などです。筋トレなどは無酸素運動に入ります。日頃運動不足を自覚しておられる方はまず有酸素運動から始めましょう。

でもサイクリングや水泳を始めるのはハードルが高い……という方は、まず「散歩」から始めましょう。朝10分早く起きて10分家の周りを散歩する。この程度からスタートします。

「トータル30分」と言ったのには意味があります。30分だの1時間だのといった運動習慣を、いきなり毎日の生活に組み入れるというのは無理です。はじめのうちこそ気合を入

# 有酸素運動と無酸素運動とは？

違いを知って、より適切な運動への理解を深めよう！

## 有酸素運動

**酸素を使って脂肪を燃やし
筋肉を動かす運動**

- 長時間無理なく続けられる
- 呼吸で酸素を取り入れながらゆっくりエネルギーを燃やす
- 体脂肪の減少や高血圧対策などに効果的

▼

ウォーキング、ジョギング、サイクリング、水泳、ヨガなど

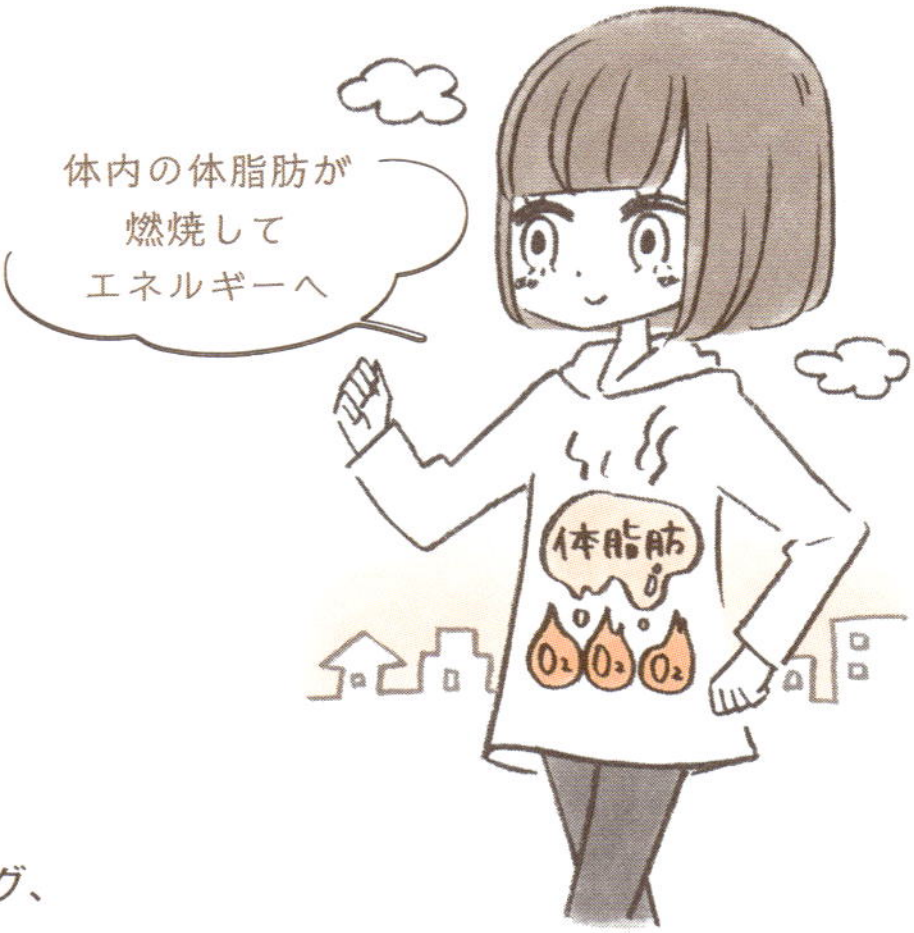
体内の体脂肪が
燃焼して
エネルギーへ
体脂肪

## 無酸素運動

**主に糖をエネルギー源として
筋肉を動かす運動**

- 短い時間で大きな力を発揮する
- 血液・筋肉に留まっている糖質を使う
- 筋肉量を増やし、基礎代謝を高めるのに効果的

▼

筋トレ、ウェイトリフティング、短距離走など

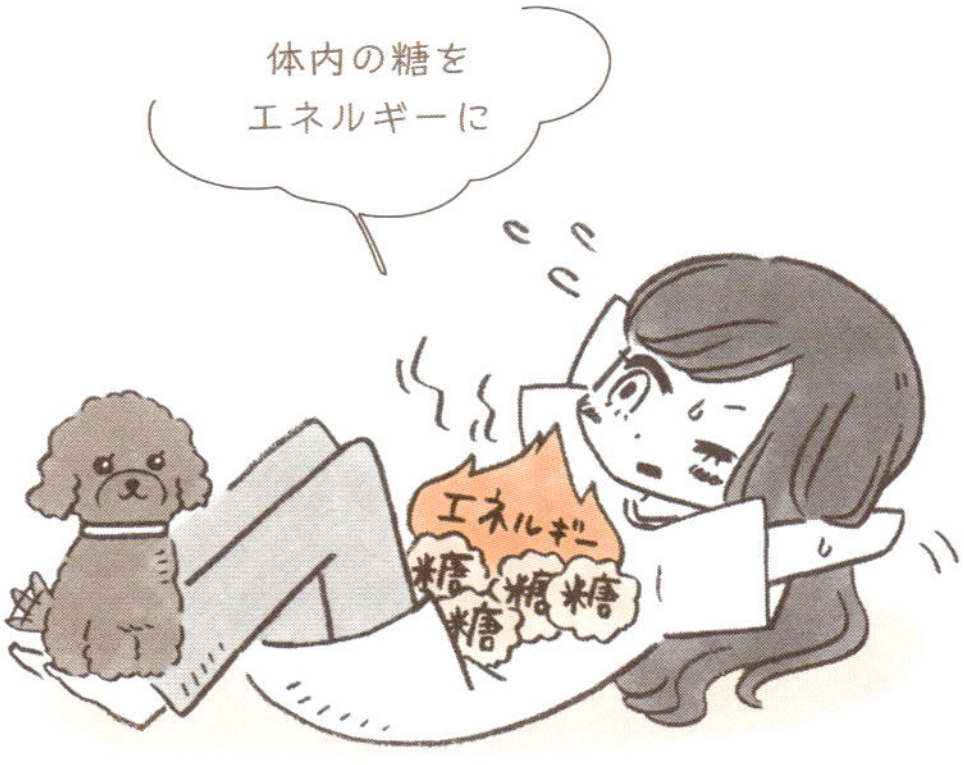
体内の糖を
エネルギーに
エネルギー
糖
糖
糖
糖

れて運動してはみるものの、ほとんどの方は途中で挫折してしまうでしょう。ハードルが高すぎるからです。

習慣は小さな目標設定から、というのは章の冒頭でお話したとおり。

まずは「これくらいなら……」と思える目標から始めましょう。そしてそれを当たり前にできるようになったら、もう少し時間を伸ばしていきましょう。そうしていけば、無理なく続けることができます。

雨の日に外に出ることができなければ、その日は休んでもOKです。結果として例えば朝夕に15分ずつの散歩ができるようになれば「トータル30分の運動」はクリアできたことになります。

また、入浴前後のストレッチも非常にお勧めです。

ストレッチは両足を伸ばしての前屈運動、足を片足ずつ折りたたんでから体を後ろに倒す運動、最後に両足を広げての前屈運動をひとつのセットに。「ここまで!」という可動域で無理せずに止めて、息をゆっくりと吐きながら1分程度その姿勢を維持するようにしてください。これがストレッチのコツです。

筋肉を柔軟に保つことで血行改善に役立つばかりではなく、急な怪我や筋を痛めるという生活上のトラブルを大きく予防することもできて一石二鳥です。

さらに生活のスタイルを細かいところで変えていくと、より効果的です。例えば、いつもちょっとの距離でも車を使ってしまうという人は、その距離を歩く、あるいは自転車を使うのでもOKです。

他にも、建物の1フロア分はエスカレーターを使わずに階段を使う、降りるバス停をひとつ手前にする、歩く時に特にももやふくらはぎなど下半身の筋肉を意識しながらしっかり歩くなど、自分ができる範囲で少しだけ体に負荷をかけてみてください。

こんな風に少しだけいつもの生活に変化とルールを持ちましょう。ひとつひとつは小さくても、積み重ねていくことで大きな健康成果を得ることができます。

そもそも血行の改善も停滞も生活習慣の結果で起こるものです。数日や数週間でいきなり変わるものではないことはしっかりと自覚しておきましょう。

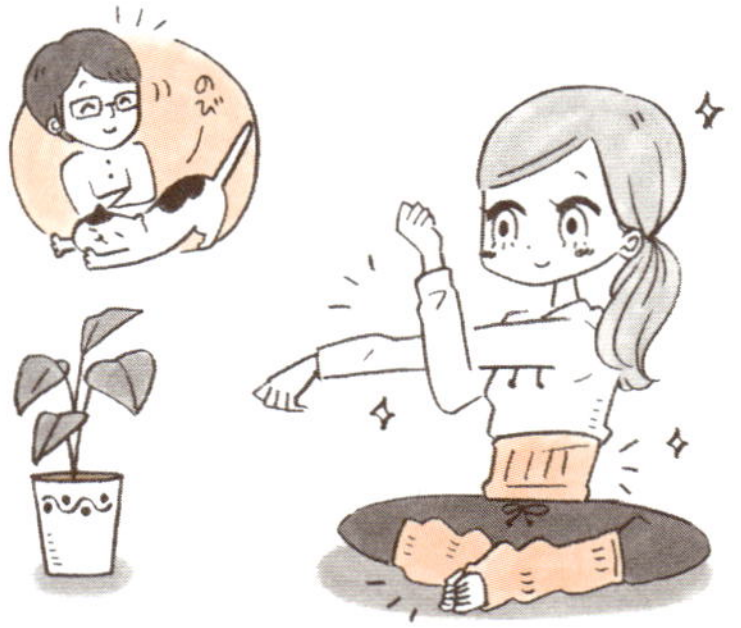

良質な睡眠が良い血液状態を作る
時間・環境・リズムを大切に

shukan

5

# 睡眠の質を高める

東洋医学でも現代医学でも、良質な睡眠は健康にとって欠かせません。慢性的な睡眠不足に陥れば、体の代謝は低下し、老廃物の除去がうまく行われなくなってしまい、血流も低下し、「瘀血」という病態へ進んでいきます。反対に良質な睡眠を心がければ血液の循環は良い状態に保たれ、血液自体の造血や質も良好な状態になるのです。

それでは「良質な睡眠」とはいったいどんなものでしょうか？　4つの観点から見ていきましょう。

## 睡眠時間

年齢や個体差で前後はあると思いますが、健康長寿に最適な睡眠時間は7〜7・5時間とされています。特に6時間以下が常態化している人は注意しましょう。よく「休日に寝だめするから大丈夫」という方がいますが、残念ながら睡眠負債は「寝だめ」ではほとんど改善しません。

どうしても6時間程度しか眠れないという方は、日中に30分までの昼寝を入れると良いでしょう。ただし、30分を越えると本睡眠となり、逆に睡眠バランスを崩すのでご注意を。

**入眠時間**

入眠は午前0時までに終えているようにしましょう。午前0時以降は、起きていることで体に負担がかかる時間です。例えば睡眠時間8時間でも毎晩2時に寝ていては、実は健康状態を増悪させる可能性があります。

僕は毎日23時までには必ず眠り、7時間睡眠を徹底しています。そうするためには、「1日のスケジュールをまず睡眠時間から設定する」というのがお勧めです。

ほとんどの方は「その日のうちにすべきことをやってから寝る」という睡眠スタイルかと思いますが、これではずるずると入眠時間が遅くなってしまいます。ですから「○時に寝て○時に起きる」を最優先で設定し、それをできる限り厳守するようにしてください。

僕も10年ほど前まではひどい夜型の生活をしていましたが、これをきっちりルールにすることで23時までの入眠、7時間睡眠の生活ができるようになりました。

### 睡眠環境

入眠時と起床時の睡眠環境も大切です。入眠時には基本的には部屋を暗くし、物音の少ない環境にすることが大事です。

ただ、精神の病気を患っていて「明るくないと眠れない」という方がまれにおられます。このような方は無理に暗くしなくても構いません。大事なのは深く睡眠に入れることですから。臨機応変に対応していただいて結構です。

また、睡眠前1時間からはスマートフォンやパソコンなど、強い光源の媒体は見ないようにしましょう。強い光は太陽光線のようにあなたの交感神経を優位にしてしまいます。交感神経とは体を活発に動かす際に優位になる神経であり、睡眠時はリラックス状態を作るために副交感神経が優位になることが必要です。

「興奮状態で入眠しようとしてもなかなか寝付けない」とか「何度も目が覚めてしまう」という原因のかなり上位にくるのが、この「寝る間際のスマホ」です。眠れないからと言ってスマートフォンを見ると、もっと眠れなくなることもあるのでご注意を。

### 睡眠リズム

朝日を浴びて起きるという環境づくりは、睡眠にとって何よりも大切です。これは睡眠のリズムを調節するために欠かせません。

「夜は暗くして、朝は日の光とともに目覚める」

これにより体内時計はきちんとリセットされ、的確なリズムを刻めるようになるのです。

休みの日だからといって昼までカーテンを締め切って寝続けていたりすると体内時計が狂い、翌日の起床がつらくなったり入眠障害の原因になったりすることもあります。平日も休日もできるだけ変わらない睡眠リズムを守るようにしましょう。

「その日にしなくてはいけないことがある」というのであれば、早く寝てその分翌日早く起きれば良いだけの話なのですが、これが習慣化されるまでは「夜に行動したい」という欲求に勝てずついつい遅くまで……という生活スタイルになりがちです。

これら4つのルールをよく覚えて、意識的に睡眠の質を高めるようにしてみてください。質の良い睡眠は、質の良い体を作りますよ。

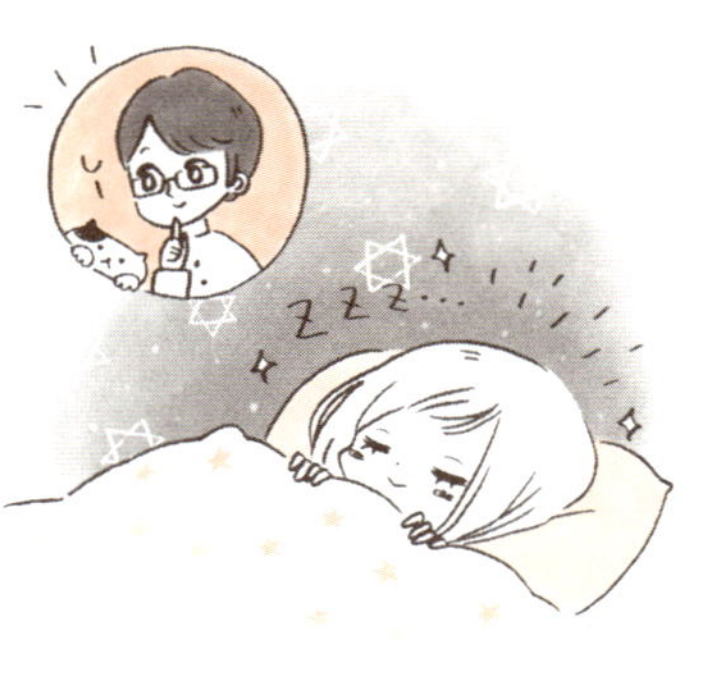

shukan 6

# 半身浴で血行改善する

## ぬるすぎない熱すぎない温度で ゆっくり浸かって血行改善

「半身浴」は、生理痛改善のためにぜひ習慣化してほしいことです。忙しい現代人は、どうしてもシャワーだけで入浴を済ましてしまいがちです。しかし、入浴の効果は汚れを洗い落とすということだけではありません。それ以外にも

「血流を改善させる」
「疲労を回復させる」
「自律神経を調整しリラックスさせる」

という重要な意味があります。

半身浴は39～40℃くらいのぬるま湯に（あまり冷たくすると良くありません）、10～20分くらいを目安に浸かると良いでしょう。僕自身入浴する時はカラスの行水なので、「20分も浸かれないよ！」という方の気持ちはよくわかります。そんな僕は、防水対応の電子書籍リーダーなどを持ち込んで「ながら半身浴」をしています。何も目を閉じて20分が過ぎるのをじっと待つ必要はありません。有効に時間を使ってください。

42℃を超えるような温度になると、交感神経が優位になり、興奮状態になってし

## 血行改善のための入浴心得

**1 半身浴をするべし！**
半身浴ならば、全身浴よりも長くお湯に浸かれる。入浴時間を延ばすことで、血行改善につながるのだ

**2 温度は39～40℃で設定！**
ぬるすぎず熱すぎず。42℃を超えると、交感神経が優位になって逆効果なので要注意

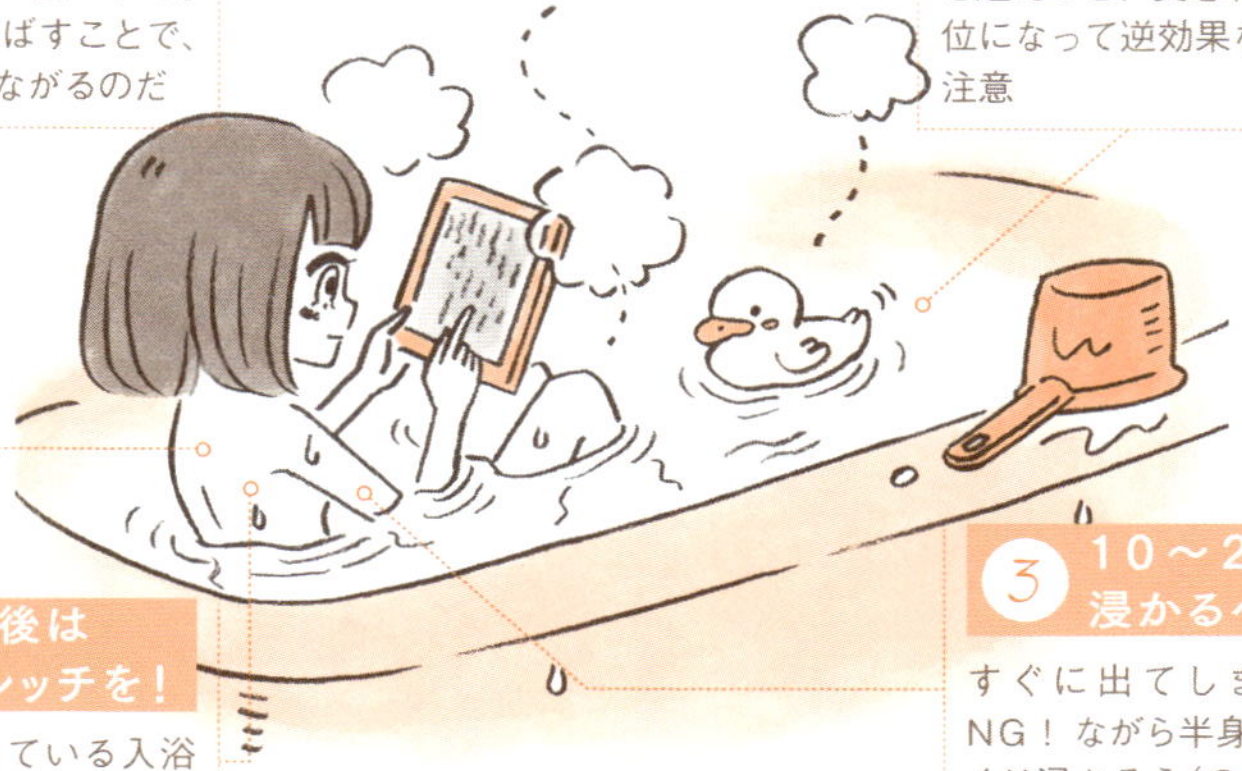

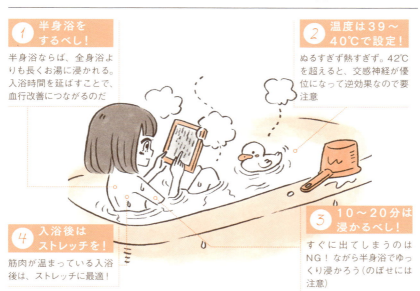

**3 10～20分は浸かるべし！**
すぐに出てしまうのはNG！ ながら半身浴でゆっくり浸かろう（のぼせには注意）

**4 入浴後はストレッチを！**
筋肉が温まっている入浴後は、ストレッチに最適！

まい逆効果です。熱くなりすぎないように注意しましょう。

半身浴後、ポカポカした状態で軽くストレッチなどをして体を伸ばし、1時間後くらいに就寝すると睡眠の質も上がるのでお勧めです。

シャワーだけだと、体の一部分のみを短時間で温めることしかできません。なので、残念ながら血行を十分に改善させることはできないのです。シャワーだけの入浴を続けている人はどうしても血流が増悪する傾向にあります。

もしどうしてもシャワーしか使えない、という環境におられる方は、水圧を強めて40℃程度の温度で凝っている部位をマッサージすると良いでしょう。

shukan

7

# ストレスを遠ざける

## ストレスを「なくす」より
## ストレスと「うまく付き合う」

大前提として、人間はストレスをゼロにはできません。生きている以上何かしらの刺激＝ストレスを受けます。実はストレスはゼロになってはいけないのです。ストレスがあるからこそ、動物はそれに対するために体を動かすエネルギーを産生するという一面もあります。

ただし、過剰なストレスや不快なストレスをできる限り減らすことは必要です。ストレスは自律神経のバランスを崩し、血管を収縮させてしまうことで血流を悪化させてしまいます。東洋医学でもストレスは「気滞《きたい》」という病態を生むと考えられており、気滞は体の流れを滞らせることで血流や代謝の低下を招きます。

ではストレスからどうすれば体を守れるのでしょうか？

例えば対人関係のストレスは、そのコミュニティにいる以上避けることが難しいものですよね。この避けることのできない嫌なストレスを、夜に悶々と考えたりするのをまずはやめてください。その場で受けた嫌なストレスは持ち帰らずに、何らかの行動で帳消しにするという意識を持ちましょう。

「嫌な上司に嫌なことを言われた（ストレスを受けた）」→「家に帰る前にひとりカ

## 心のバランスとストレスの考え方

東洋医学では「怒・喜・思・憂・悲・恐・驚」という7つの精神状態が、P43の五臓にそれぞれ影響する

この影響が異常なレベルに達すると、心のバランスが崩れてしまう

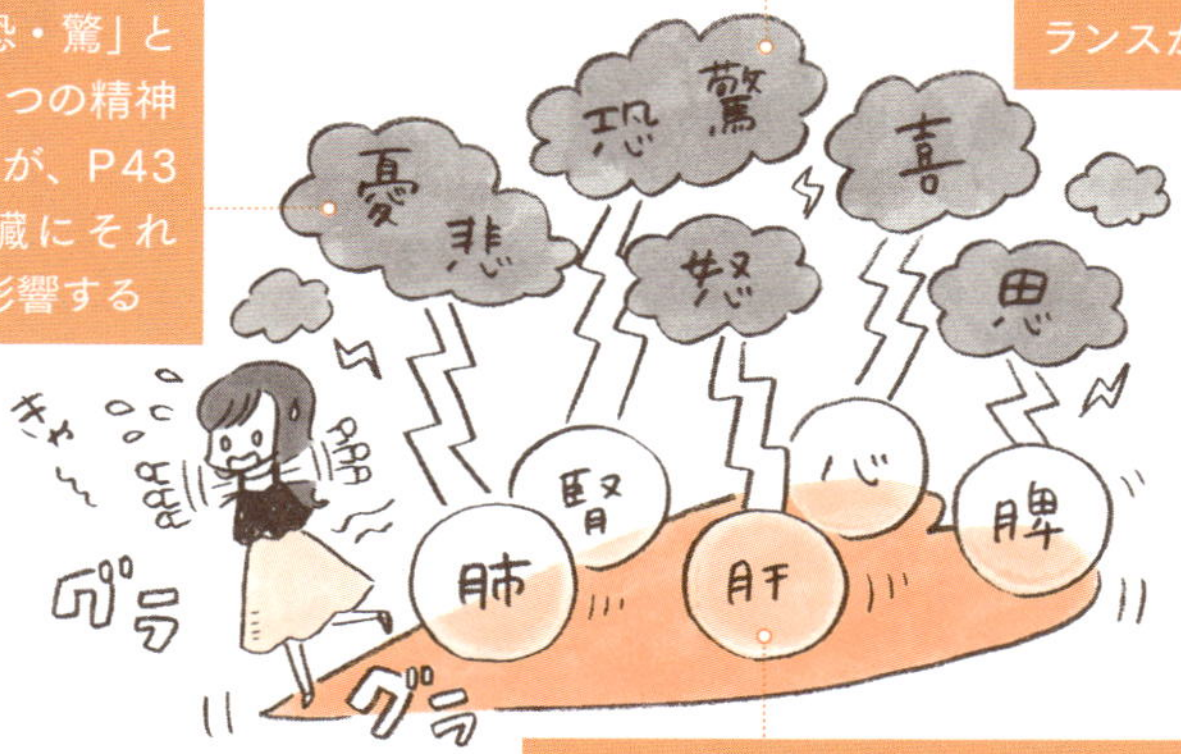


イライラは「怒」が影響する肝を傷つける。肝は、ホルモン分泌など体全体をコントロールする機能を持つため、体にさまざまな悪影響が出る

ラオケで発散して帰る」のように、自分なりのストレス発散法をあらかじめ用意しておき、それを実践することが有効です。発散法はできれば複数用意しておくと良いでしょう。

ストレス発散法は、できれば甘いものをどか食いする、浴びるようにお酒を飲むというような内臓系にダメージを与えるものはやめておきましょう。

大きな声を出す、のんびり自分の空間で音楽を聞く、香りの良いアロマを焚く、ゆっくりと入浴する、感動する映画を観る……など体にも心にも癒やしの効果があるもので発散するのがお勧めです。

「過度のストレスを蓄積せずに発散させる」が大切なのです。

shukan

8

## 目を休める

# 目を休ませると
# めぐりめぐって血行改善につながる

目と生理痛に何の関係があるの!? と思うかもしれませんが、実はあります。東洋医学では目を酷使することは「肝血《かんけつ》」を消耗するとされます。「肝」というのは肝臓という臓器だけではなく、体のエネルギーや血液を代謝させる役割を持つ部位です。また、血を貯蔵する部位でもあり(この貯蔵されている血を「肝血」と呼びます)、この肝が傷んで機能が低下してしまうと、代謝能力の減退や貯蔵血の減少という病態を生むとされます。

そして東洋医学では、この肝は目や筋肉の働きと直結しているとされています。例えば、目を酷使した時に肩が凝ったりするのも、東洋医学では「栄養である血」の流れが悪くなることで、「肝が支配する筋肉」が滋養されずに、働きを悪くしたと考えます。目を酷使→肝の機能が失調→肝血の貯蔵に不調が起き、全身への血の代謝も低下→血流の低下→生理痛の増悪という、現代医学では全く無関係とされる病態へとつながります。

実際に漢方でも、目のケアは肝をケアする漢方薬で行っており、その連動性には

## 目を休ませるためのツボ

**仕事の最中や入浴中など、気がついた時に押してみよう！**

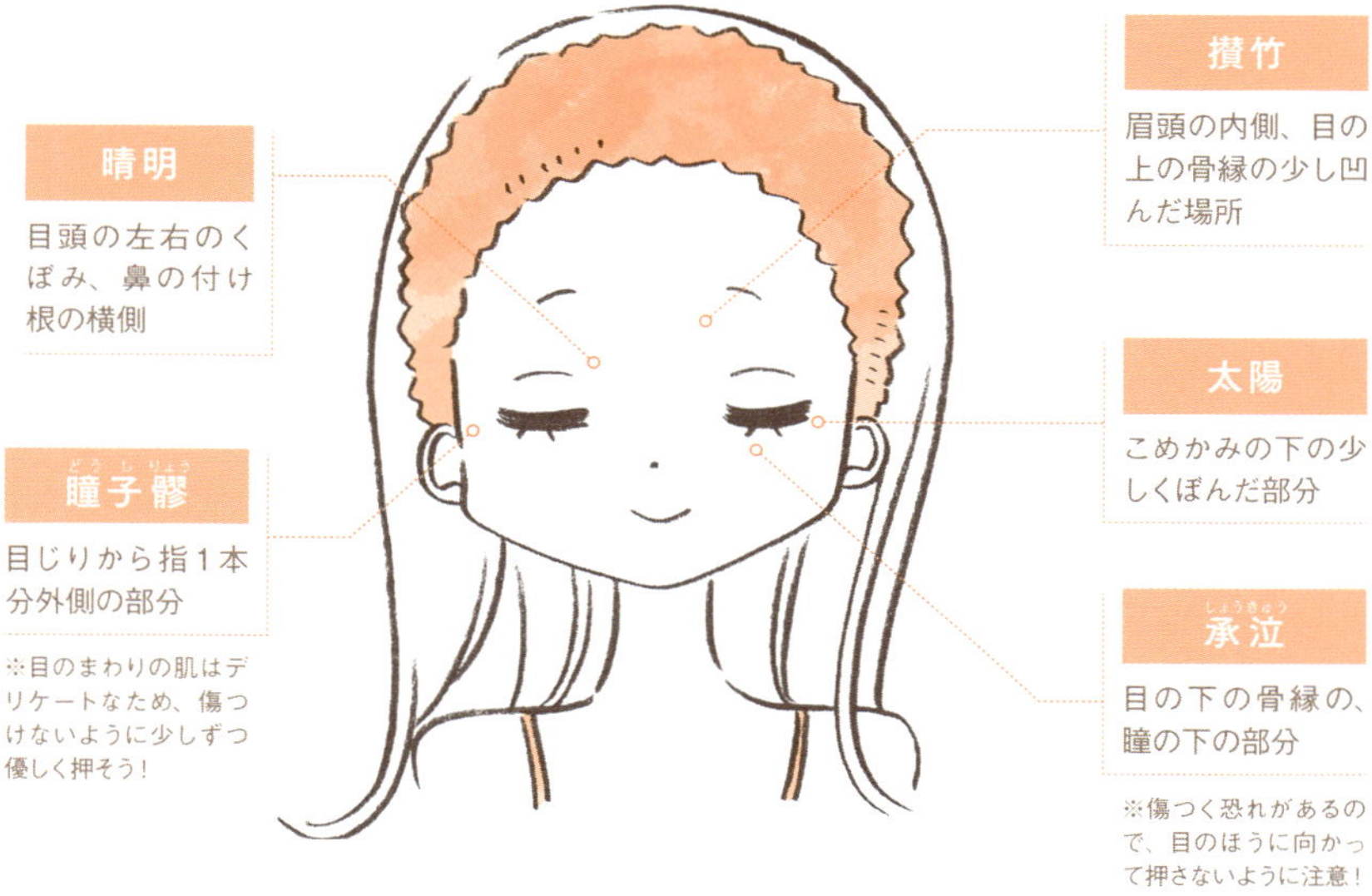
攅竹
眉頭の内側、目の上の骨縁の少し凹んだ場所
晴明
目頭の左右のくぼみ、鼻の付け根の横側
太陽
こめかみの下の少しくぼんだ部分
瞳子髎《どうしりょう》
目じりから指1本分外側の部分
※目のまわりの肌はデリケートなため、傷つけないように少しずつ優しく押そう！
承泣《しょうきゅう》
目の下の骨縁の、瞳の下の部分
※傷つく恐れがあるので、目のほうに向かって押さないように注意！

東洋医学として疑いがありません。

現代医学では見過ごしてしまうことではありますが、目の酷使をやめるというのも実は生理痛ケアに有効なのです。

そのためにはもちろんスマートフォンやパソコンを使う時間を制限することが望ましいのですが、**難しい場合はこまめに遠くを見る習慣を身につけてください。**

また、眉頭の内側で目の上の骨縁の少し凹んだところにある「攅竹《さんちく》」、目頭の左右のくぼみ、鼻の付け根の横側にある「晴明《せいめい》」、こめかみの下の少しくぼんだ部分にある「太陽《たいよう》」を、目が疲れた時はこまめに押してみてください。温かいタオルや、目を温めて休める市販品でじんわり血行を促すのも効果的です。

## 同じ病でも人によって症状が異なる
## 自分に適した漢方の判断は専門家へ

shukan 9

# 自分に合った漢方薬を飲む

東洋医学には「同じ病気でも人によって治し方は異なる（＝同病《どうびょう》異治《いち》）」という考え方があります。同じ病気でも、ひとりひとりの体質や症状は違っているのが当たり前です。そのため、自分に合った漢方薬を見つけるのはとても大事なこと。漢方薬の選定方法は専門家に任せてください。自己判断での服用には危険が伴います。ただし、専門家といっても、医師や薬剤師とイコールにできない点が漢方の難しいところです。

残念ながら現代の日本では、医学部も薬学部も漢方に関する専門的なカリキュラムがほとんど存在しません。つまり極端なことを言えば医大や薬科大を卒業後、専門的な勉強をしていない医療人は、こと漢方薬に関しては素人と大差のない知識しかありません。これについては、非常に問題だと僕は考えています。

一般の方からすれば、薬の専門家である医師や薬剤師が漢方の専門知識を有していない、という事実は非常に憂慮すべきことであります。もちろんきちんと専門知識をお持ちの医師や薬剤師もいますが、希少であることは忘れないでほしいと思います。

ではどうやって信頼できる専門家を見極めれば良いのでしょうか？

最大のポイントは「病名処方をしない」という医療人を信用する、ということです。例えば「ああ、生理痛なんだね。じゃあ〇〇湯で」というように病名の後にあなたの症状や体質、生活の環境などをほとんど聞くことなく「〇〇湯」を処方する人間には、漢方の専門知識がないと思っていただいて良いでしょう。

漢方薬の選定には「証《しょう》」と呼ばれる「病気の性質」「本人の体質」「生活環境」などと言った複合的な要素を分析する必要があります。これを示す良い例が、前述した「同病異治」です。まさに、これこそが漢方薬の神髄と言えます。

同じ病気と分類されてもその人固有の体質や症状は全く異なりますよね。漢方薬はその「違いを吟味」して選び、服用する必要があるのです。できる限り漢方の専門機関（漢方薬局や漢方クリニック、漢方研究所などいろいろとあります）を選び、その上で「あなた」を診てくれる方から処方を受けてください。

現代医学としての検査や治療は専門の病院やクリニックで行いつつ、漢方の治療は漢方の専門機関で行うということが良い結果につながります。

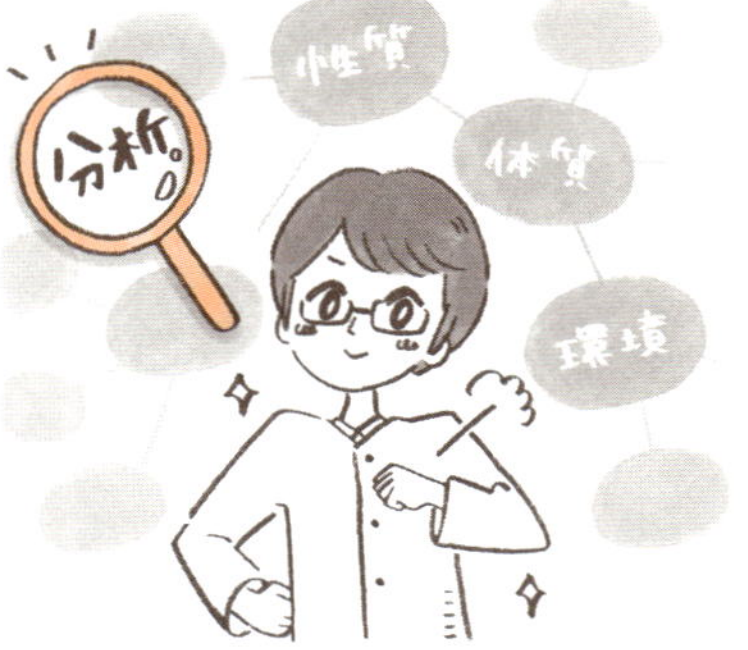

## 「心」と「血」は深い関係にある
## 血行改善のためには心も労わって

shukan 10

# 「心」もしっかり休める

「生理痛の改善」というと、どうしても薬や食事のほうに目が行きがちです。しかし、生理痛はホルモンに大きく影響されるため、「心」の健康も大きなファクターとなります。心をしっかり健康にしてあげることは大切なのです。

東洋医学には「心血《しんけつ》」という概念があります。

心血というのは字のごとく「心の血」＝心を動かすエネルギーというものであり、体を動かす血と同様に作られるとされています。

例えば、「他人から嫌なことを言われた」「人間関係でずっと思い悩んでいる」「自分の体調不良が大きな病気なのではないか」……などいろいろなことを思い悩んだり考えすぎたりすると、この心血は消耗されてしまいます。すると、出処は同じ「血」であるがゆえに、体に回る血も減ってしまい、結果として血虚や瘀血という血の病態を招くことになると考えられています。

実際に僕の相談現場でもまさにこうした症例が数多くあり、精神疲労を長く続けることで貧血や血行不良が増悪し、同時に生理痛も増悪があったというケースは少

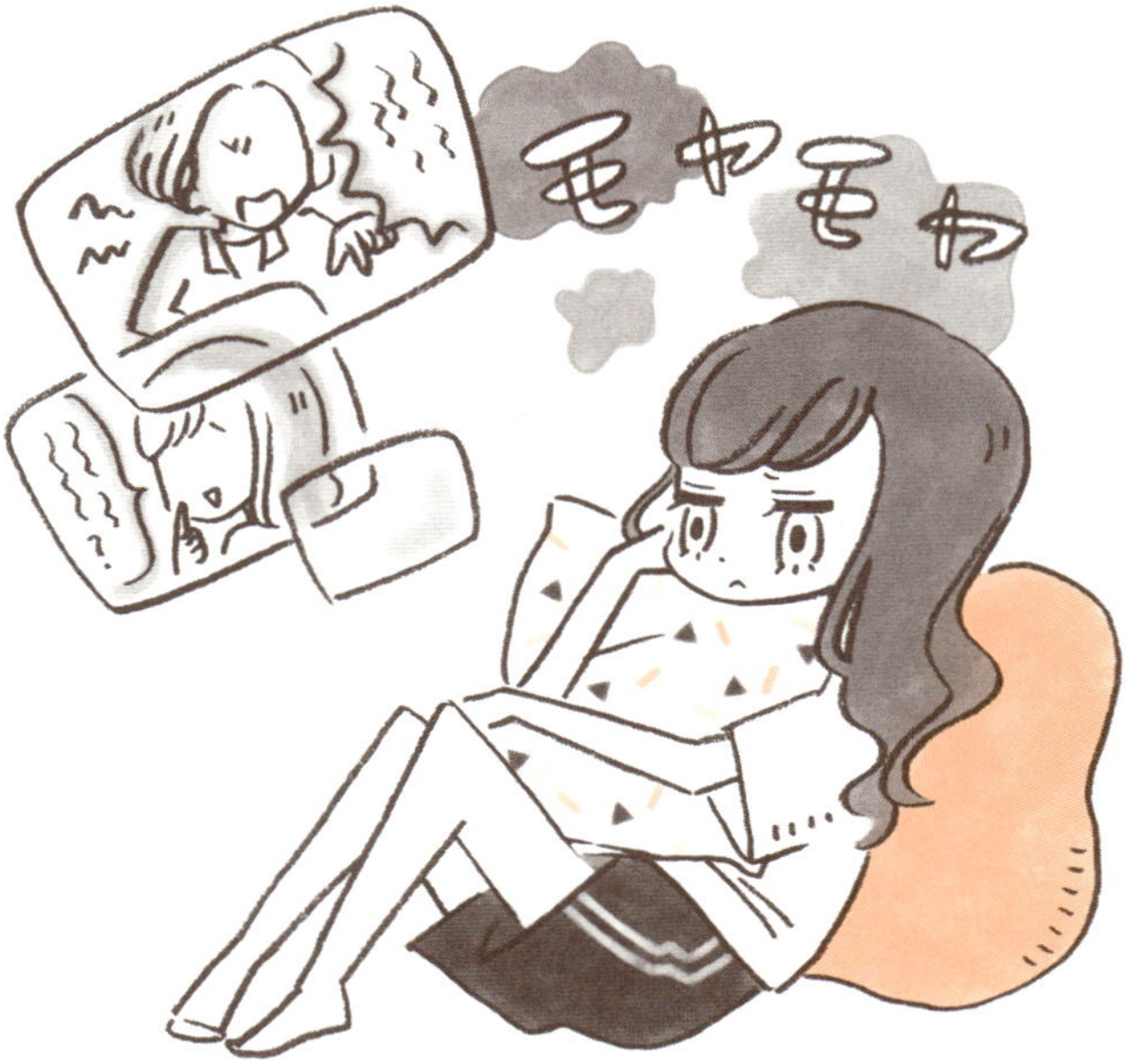


なくありません。

体を流れる栄養物質は体と心のバランスにもとづいて正常に作られ、体中に供給されます。

ですから「疲れているな」と感じた時は体のケアはもちろんですが、心のケアも忘れずに行いましょう。

特に夜中に物事を考えすぎる、目を酷使するのは、心血を大きく消耗してしまいます。夜に考えごとはせず、日付が変わる前に入眠し、しっかりと睡眠を取ってください。

そうして万全の体と心を作ってから朝に時間を決めて、「よし！　今から30分だけ思いっきり考えごとをするぞ！」とすると良いですよ。

Column 03

# 世界に見る生理との向き合い方

意外と知らない方が多いのですが、日本では法的に「生理休暇」が認められています。女性は月に2日程度、生理で苦しい日に会社を休む権利が与えられているのです(有給か無給かは会社によるようです)。

実はこうした生理休暇を法制度化したのは、我が国が世界で初めてなのです。あまり浸透しているとは言えないのが残念ですが……。

中国にも同様の制度があります。もともと生理時期には女性を労るという慣習が、日本よりも根付いていました。ただ、なんとも皮肉なことに、経済成長とともに日本と同じく休むに休めない状況になっているそうです。

一方女性の権利をしっかり主張するヨーロッパでは、意外なことに「生理休暇」はまだ存在していません。ただ日本と比べて生理に対して非常にオープンな傾向にあるようです。

「法制化されているのに休まない日本人が不思議だ」と知り合いのドイツ人は言っていますが、なかなか休みづらいのも悲しい事実。男女平等を尊重しつつ、女性特有の悩みにも理解のある社会になってほしいと思います。

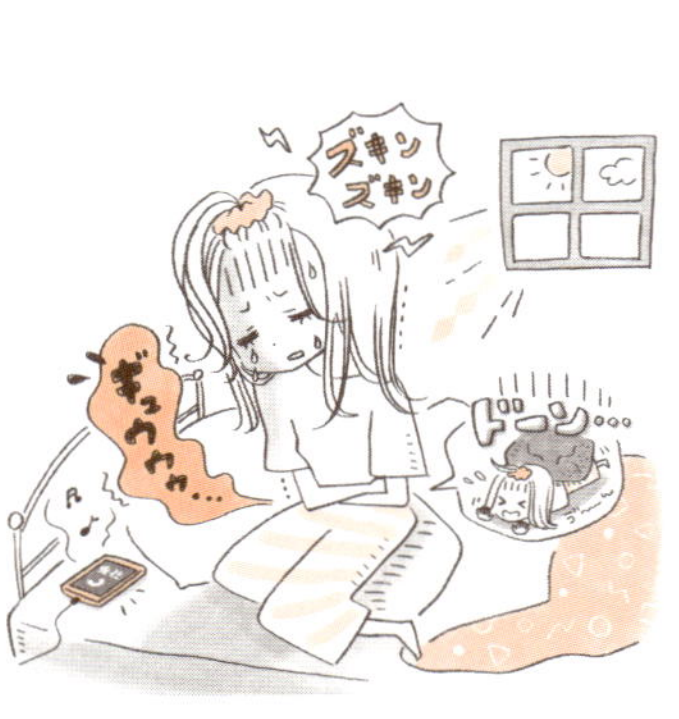

Chapter4

# 生理痛解消で人生が変わる！

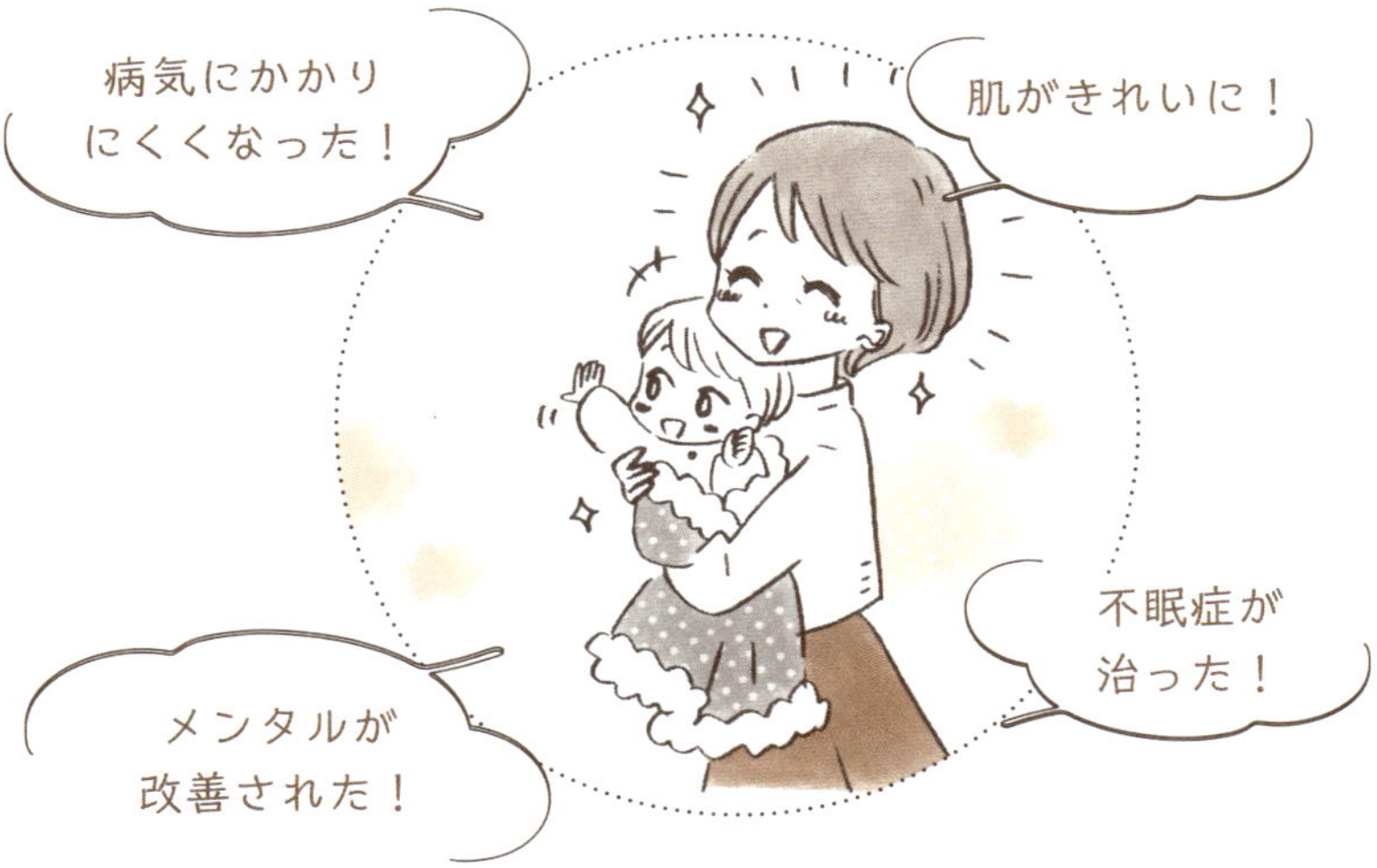
病気にかかり
にくくなった！
肌がきれいに！
不眠症が
治った！
メンタルが
改善された！

生理を整えるということは、体を整えるということです。
この章では、患者さんの相談内容と、
それに対する僕の解決方法、改善した結果を紹介します。
漢方によってもたらされるのは、
生理痛の解消だけではないのです。

# Part 1 漢方がより良い人生を送る手助けに

## 生理痛を改善することは、体を根本から健康にすることです

この章では、今まで僕に生理痛や生理のお悩み相談をしてくださった患者さんのなかで、漢方薬で生理トラブルが正されたことにより「人生が変わった」というエピソードをいくつか紹介したいと思います。

僕の健康相談の目的は、病気や悩みを改善してもらうことはもちろんですが、何よりも患者さんに「希望」を用意してそれを持ち帰っていただくことです。

ですから僕は「漢方薬こそが絶対！」というように、東洋医学に固執することはありません。患者さんの意思を尊重しつつ、現代医学が有効なら積極的に診てもらうことをお勧めする場合もあります。

治療の目的としていちばん大事なのは、悩みを解決し、新しい人生の楽しみを見つけ、人生を変えるきっかけを掴んでもらうことです。

この章で紹介するエピソードを読んで、「自分もこんな風に人生を変えることができたら」と感じていただけたら何より嬉しく思います。

# 漢方薬局でできること

漢方薬局では以下の相談を受けることができます。
まずは気軽に訪れてみてください。

### メンタルヘルス

健康な心は健康な内臓から得られます。漢方で内臓と心を改善します

### 健康相談

成人病やアレルギー、生活習慣病など、身近な病気も漢方で解決

### 美容

どんな薬やスキンケア用品を試しても治らない方には、漢方もお勧めです

### 不妊治療

不妊治療は、自然な力でサポートする漢方でこそ大きな手助けをすることができます

### アンチエイジング

「元気に延命」することを目標に、自然薬と漢方薬をあわせてアンチエイジングを目指します

### 子どもの体質改善

虚弱な体質に悩むお子さんも、自然の力で体質改善の手助けをします

など

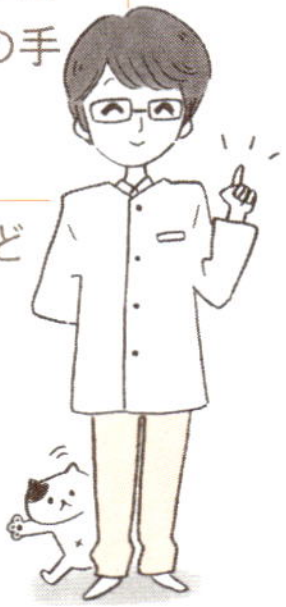

Case

# 1

# PMSが消えて、すっきりライフに

Question

## PMS（月経前症候群）と生理痛がとにかくひどいです

吐き気やむくみなどさまざまな肉体的な悩みが出ます。特に黄体期になるとさらに悪化し、そのせいで生理前に会社を休んでしまいます。

30代
ストレスタイプ
瘀血

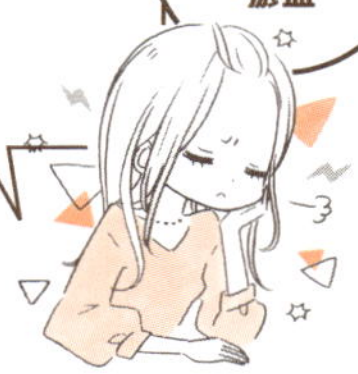

Answer

## 対人関係のトラブルによるストレスが、気滞と瘀血を作っていました

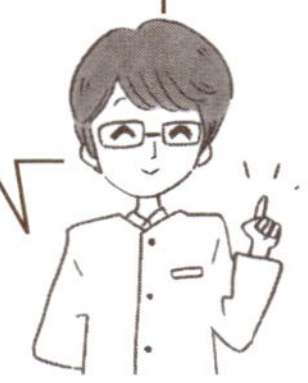

生理痛が落ち着く生理3日目くらいまで休みが延びてしまい「このままでは解雇されてしまうかもしれない」と不安げにお話しされていたのが印象的でした。婦人科でピルの処方を勧められ、有効性は理解したもののピルに対する恐怖や不安感という拒否感がどうしてもぬぐえずにいたところで漢方薬の存在を知り、相談に来てくださいました。

PMSの具体的な原因は、実は現代医学でも完全にはわかっていません。また、僕は「PMSだから○○湯」というような処方はしません。「とにかくつらい身体症状をなんとかしてほし

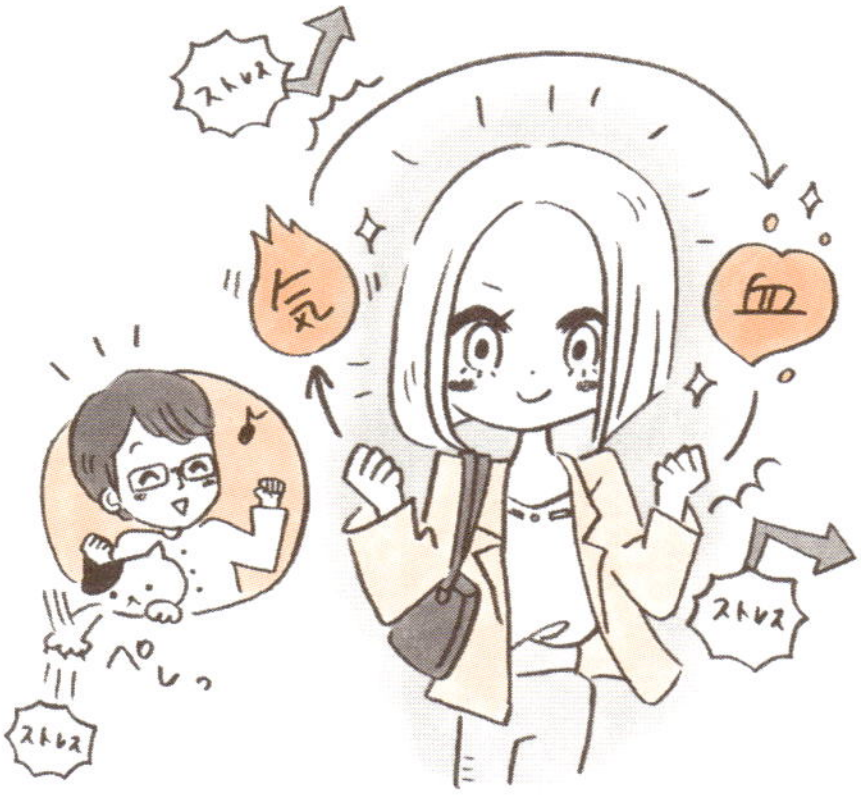


い」という訴えを聞いた上で、本人の体質を東洋医学的な観点から分析したところ、**対人関係のトラブルからくるストレスによる気滞と瘀血の病態が甚だしいことがわかりました。**

そこで用いたのは、逍遥散《しょうようさん》（Ｐ１３８参照）と冠元《かんげん》顆粒《かりゅう》（Ｐ１３６参照）という2種類の漢方薬です。

これらを4カ月ほど服用してもらったところ、生理前に起こるひどかった吐き気などの身体症状がほぼ完全に消失しました。同時に激しい生理痛も改善し、会社を休むこともなくなったと笑顔で話されていました。

**気のめぐりはストレスにより停滞しやすく、気のめぐりの停滞は血行の停滞を呼び、生理痛だけではなくＰＭＳのさまざまな不調につながることも多くあります。**

気をめぐらせ、崩れたホルモンバランスを改善する逍遥散。気をめぐらせつつ瘀血を改善させる冠元顆粒。

この2種類を組み合わせたことでストレスに強い体作りと、すでに滞ってしまっていた気と血の流れを並行して正常化できた、というのがこのケースにおける改善の理由と考えています。

Case 2

# 肌が見違えるように美しくなった！

Question

**就職してからの生理痛の増悪と肌のトラブルがひどいです**

就職してから毎晩寝るのは2時前後、寝る前に大好きなチョコレートを食べるのが日課。その影響か、生理痛がひどく、顔に大きな吹き出物も次々にできてしまいます。

20代
生活習慣瘀血
タイプ

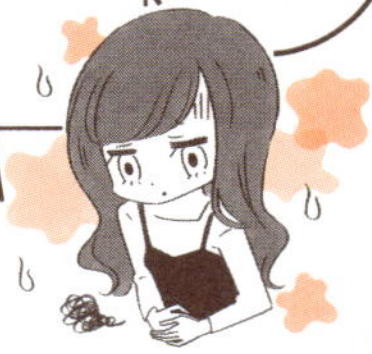

Answer

**瘀血体質によって起こる生理痛の悪化は、生活習慣の見直しから！**

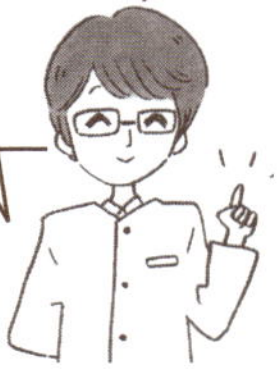

お肌には赤みの強い大きな吹き出物が多く、熱がこもったようなかゆみと時に痛みを感じるものが多かったのが特徴でした。また、ひどい便秘に悩んでおられたのもポイントです。典型的な生活習慣における瘀血体質によって起こる生理痛の悪化ですが、こうしたタイプの多くでは今回のように皮膚状態の増悪を招きます。

生活習慣における瘀血状態を放置すると、東洋医学では「血熱《けつねつ》」と呼ばれる「汚れた血が熱を持ち、体を侵す」という状態が起こります。「血熱」の代表的な症状として「ほてり」、「血圧や血糖値の増加」、そして今回のような「赤みの強い吹き出物」があります。改善させるには何よりも瘀血の改善、それと血熱を清熱（冷ますという解釈で問題ありません）する必要があります。

そこで用いたのは、桃核承気湯《とうかくじょうきとう》（Ｐ１３７参照）という漢方薬。これは一言で言えば「瘀血と血熱を正す下剤の漢方」です。

生活習慣でドロドロになった血が熱を持ち、腸内の潤いを奪うことで便通を詰まらせると東洋医学では考えます。そこで、瘀血を取り去る力を持った生薬と、下剤がブレンドされた漢方薬・桃核承気湯を服用してもらいました。

あわせて生活習慣の改善を行ってもらいました。遅くても必ず日付が変わる前には寝ること、寝る2時間前以内の食事は控えること、さらに1日20分のウォーキングまでできるようになったので、それを継続。これらを4カ月行ってもらったところ、見事に皮膚の赤みは全くなくなり、お通じも改善しました。

それに伴い下剤である桃核承気湯は必要がなくなったので中止。代わりに瘀血のみを改善させる目的で冠元顆粒に切り替えて、現在も非常に良好な肌と生理の状況をキープしています。

東洋医学では「皮膚は内臓の鏡」と言われます。体の内部を美しく保てば高い化粧品などなくてもお肌は自然に綺麗になっていくものです。

Case 3

# どうしようもない肩こりから解放

40代
生活習慣瘀血タイプ

Question

## ひどすぎる肩こりに悩まされています……

生理痛とともに肩こりがひどすぎて倒れそうです。もともとは学生時代に運動部に所属しており、その頃は生理痛に悩んだことなどなかったのですが……。

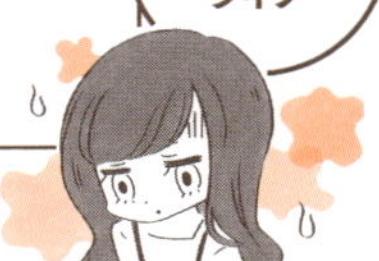

Answer

## 運動不足からくる血行不良！　まずは軽い全身運動から

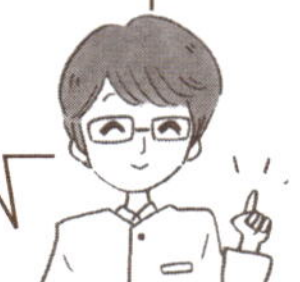

ストレスのような外的な生理痛の悪化要因が特にないことから、まずは運動習慣を回復させることを目標とし、一緒に計画していきました。

ただし突然「運動習慣を！」と言っても簡単ではありません。そのため、いきなり筋肉をつけるようなトレーニングではなく、筋肉を継続的に動かすことを目的とする軽い全身運動から始めました。

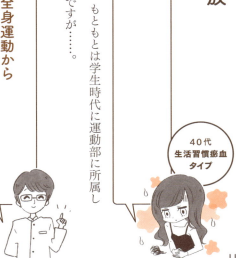

具体的には1日10分のウォーキングからスタート。次第に時間を長くし、最終的には1日25

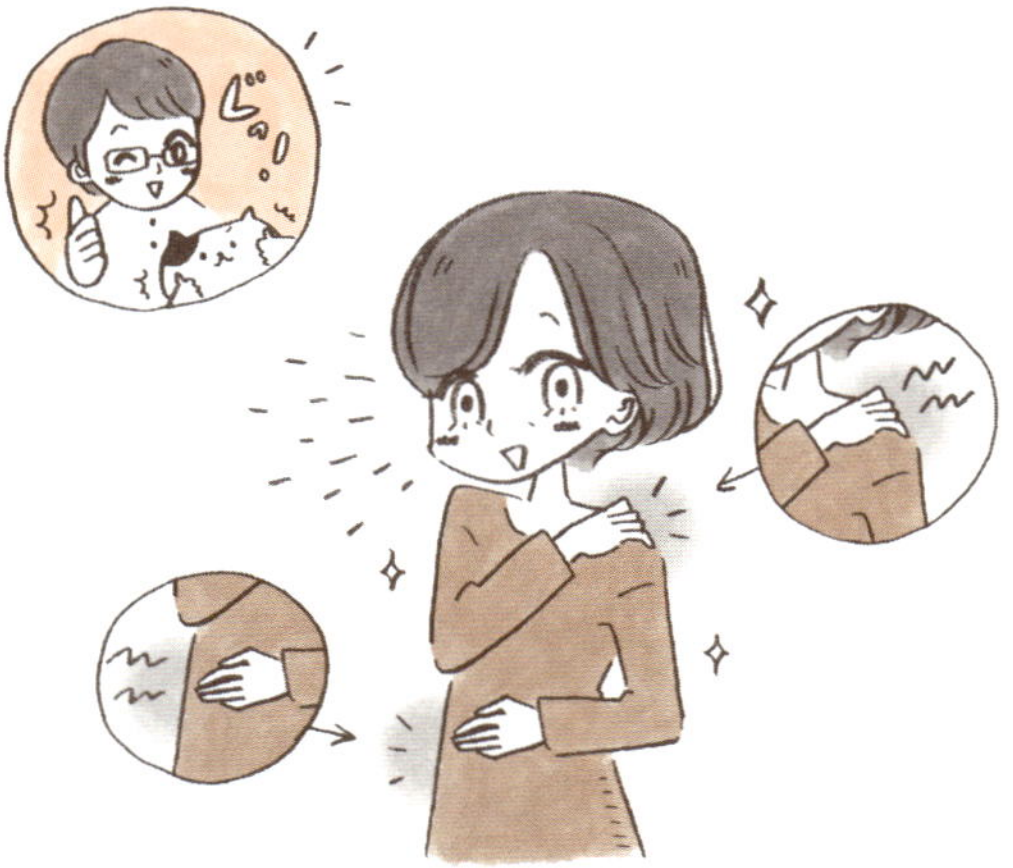


分程度の軽いランニングにまで運動量を増やすことができました。さらに歩いたり走ったりする時に腕を大きく振るなどの動きを意識してもらい、できる限り毎日運動を継続してもらいました。

**下半身のむくみがひどかったため、用いた漢方薬は瘀血とむくみを取る効果がある桂《けい》枝《し》茯苓丸《ぶくりょうがん》（P138参照）のみ。**その結果、4カ月程度で肩こりも生理痛も「相談開始時の10分の1になった！」と喜んでいただくことができました。

ちなみに血流の改善を目的とした場合は全身運動がお勧めですが、水泳は合う人と合わない人がいるので注意が必要です。

温水プールでも、運動後に強い冷えを感じるような方は控えるほうが良いでしょう。生理痛は冷えにより増悪するので、水に入ることで冷えが増してしまうという方は、屋外でのウォーキングのほうが体質的に合います。

手や足の筋肉を意識しながら運動すると効果的なので、心がけると良いでしょう。階段を使う、ひとつ手前のバス停で降りるなどといった日常的な小さな運動も、積み重ねれば大きな成果を生むのでお勧めです。

Case 4

# 体温が上がり病気にかかりにくくなる

30代
体ヒエヒエ瘀血タイプ

Question

**生理時期になると、必ずと言っていいほど風邪をひいてしまいます**

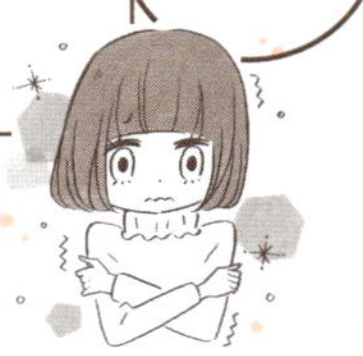

2年前の出産後から急に冷え性になってしまい、1年を通じて手足やお腹の冷えを感じるようになりました。生理時期には生理痛だけでなく、風邪もひくように。体温はいつでも35℃台の低体温です。

Answer

**出産後のエネルギーを漢方で回復！血液状態と血流の循環を改善させましょう**

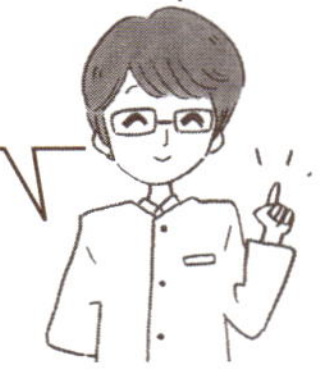

出産時に使われたエネルギーの回復がうまくいっておらず、「腎虚《じんきょ》」（P49参照）という病態が生まれていました。腎虚によって体の体温を維持するための血液の産生や循環が悪くなってしまい、「陽虚タイプの瘀血」が続けて起こっていました。

そこで芎《きゅう》帰《き》調《ちょう》血《けつ》飲《いん》第《だい》一《いち》加《か》減《げん》（P137参照）という漢方薬を服用してもらいました。難しい名前ですが、産後の衰弱（腎虚の改善）にあわせて、血液の不足や循環させる力の低下を優し

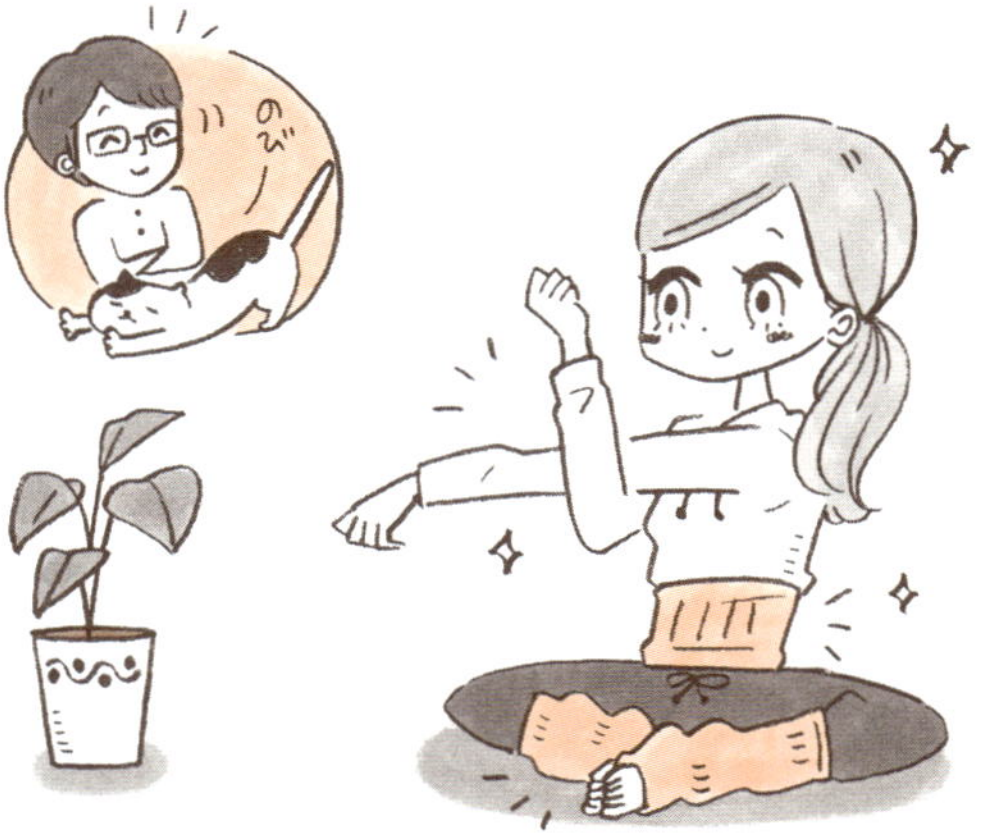


く改善してくれます。

これとともに生活習慣の指導も行いました。冷たいもの、生ものはできるだけ控えること、入浴時にはできるだけ湯船に浸かること、入浴後に身体を伸ばすストレッチを15分程度行うこと、足首から下、お腹を冷やさないことなどをきちんと継続して行った結果、漢方薬の結果も相まって、半年ほどで冷えの改善をしっかりと自覚でき、それに伴い生理痛も大きく改善しました。

また、その年の冬に一度も風邪をひかなかったという喜びの声もいただき、現在も母子ともに風邪知らずに過ごしています。体温も36℃台が大半になるほど上昇しています。

東洋医学では、産後の不調に「補腎活血《ほじんかっけつ》」という治療が有効です。補腎とは腎虚の改善、活血というのは血液状態の改善（血を補い循環を正すこと）です。今回のケースではこれをあわせて行うことができる芎帰調血飲第一加減を用いました。ただ、芎帰調血飲第一加減は効果のマイルドな漢方薬なので、状況がより深刻な場合は補腎に特化した作用を持つ「補腎薬」というカテゴリの漢方薬（例：八味地黄丸《はちみじおうがん》、杞菊地黄丸《こぎくじおうがん》など）をあわせて用いることもあります。

Case 5

# 不安な気持ちがなくなり不眠が治った

Question

**不安で夜にうまく寝つけません……**

生理時期に限らず、些細なことですぐに不安になってしまい、目が冴えて寝つきが非常に悪いです。生理痛はそれほどひどくはないのですが、生理痛が起こると「これではいけない、体が良くないんだ」という不安に襲われてしまい、不眠が悪化する傾向にあり苦しいです……。病院では不安神経症と診断され、睡眠導入剤を処方されていました。漢方薬で不安な気持ちもなんとかできないでしょうか。

20代
気血両虚瘀血
タイプ

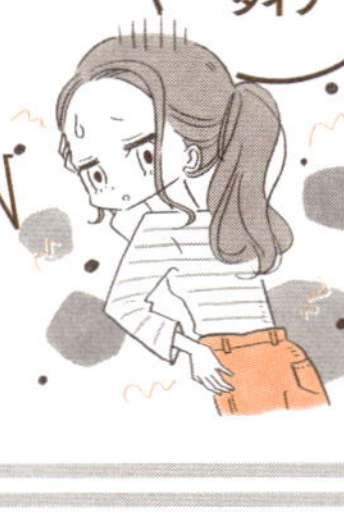

Answer

**消化器官の弱さが気の不足、ひいては精神的な不安や血液の不足に**

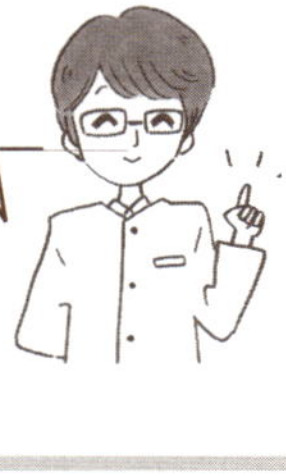

これは「心脾両虚《しんぴりょうきょ》」という症状です。心脾両虚とは、もともと消化器系が弱く、そのために飲食物の消化吸収が悪くなり、栄養供給がうまくいかず、「気の不足」を起こしてしまい元気が出ない、あるいは精神的にも不安や焦燥感が出てしまう病態のことです。気が不足すれ

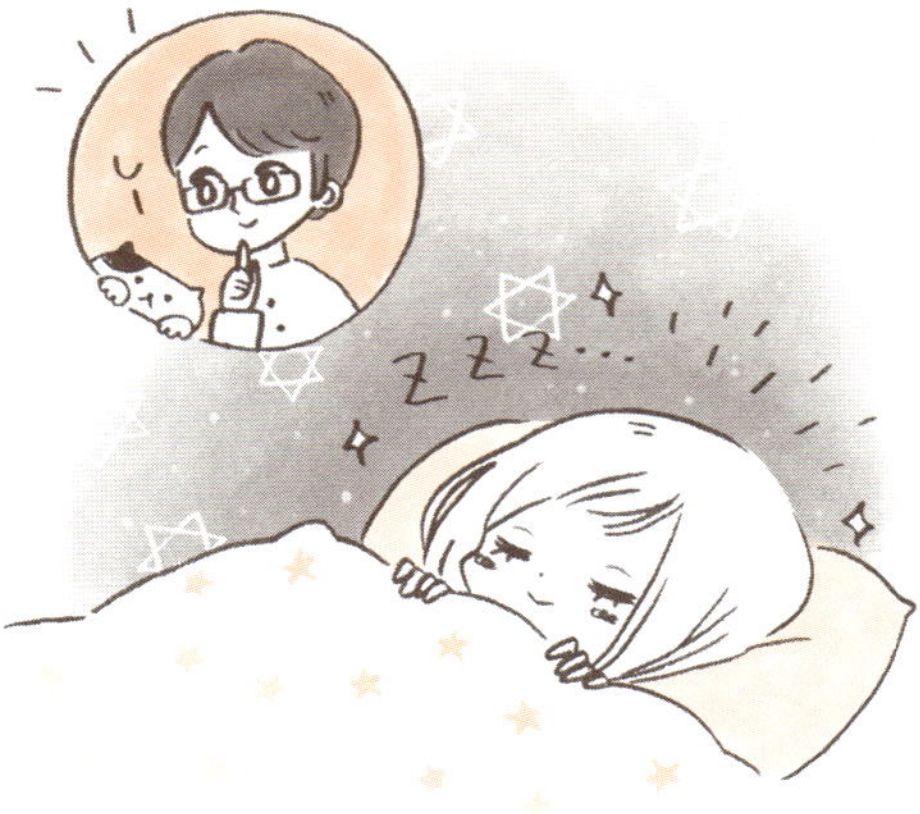


ば気を材料として作られる血も不足し、気血両虚の病態を呼び、最終的に瘀血につながってしまいます。

そこで生理痛の改善とあわせて、心脾両虚を改善する代表的漢方薬である帰脾湯《きひとう》(P140参照)という漢方薬と芎帰調血飲第一加減を服用してもらいました。

2カ月ほどで不眠の状態は大きく改善しました。不安はなくなりませんでしたが、「不安があることは当たり前のこと」という不安に対する向き合い方の養生を繰り返しお話させていただきました。その成果もありましたが、何より帰脾湯によって食欲も増し、心身ともに健康状態が増しました。芎帰調血飲第一加減もマイルドに血液状態を改善し、帰脾湯の効果を高め、生理痛自体も改善が見られました。

心身の健康状態はやはり睡眠の質に大きく左右されます。寝たいと思ったとしても、体が強く疲労を感じていると眠れなくなってしまいます。極度の疲労や虚弱のある方に、睡眠に障害が出るのはこれが理由です。消化器系の健康状態を改善し、栄養供給を高め、疲労や不安を取り除くというのは、生理痛だけでなく多くの慢性症状や虚弱体質の改善につながります。

Case 6

# 諦めていた子宝に恵まれた

Question

## 生理痛の増悪から子宮筋腫発見。でも子宝は諦めたくありません

20代の頃から激務のせいか生理痛がひどく、30代前半に子宮筋腫が検査で見つかりました。手術するほどではないけれど、筋腫による経血の増加などにも悩まされていました。30代後半で結婚を機に子宝を願うものの、なかなか願いが叶わずに病院での不妊治療を開始。しかしやはり良い結果には到らず……子宝はもう難しいでしょうか。

40代
生活習慣瘀血
タイプ＋腎虚

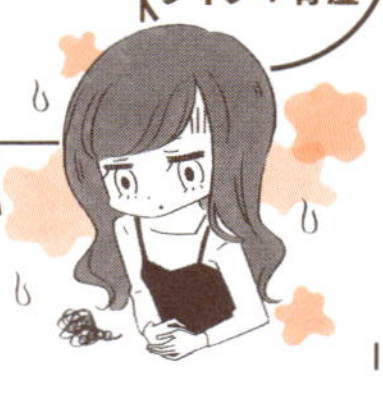

Answer

## 子宝が授かりやすい体作りは、漢方で大きくサポートできます！

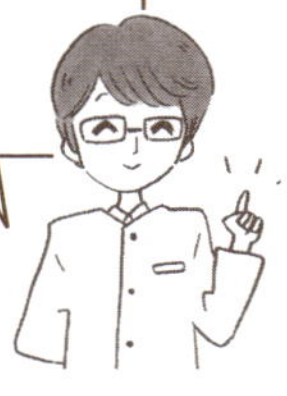

子宮筋腫は、生理痛を放置することが原因となることもあります。将来的な妊娠や出産の妨げになることがある疾患なので、やはり生理痛の増悪時にはその原因究明とできるだけ早い治療をお勧めします。それが生活習慣などに起因する場合、養生や漢方薬の必要性は高いと言いきれます。

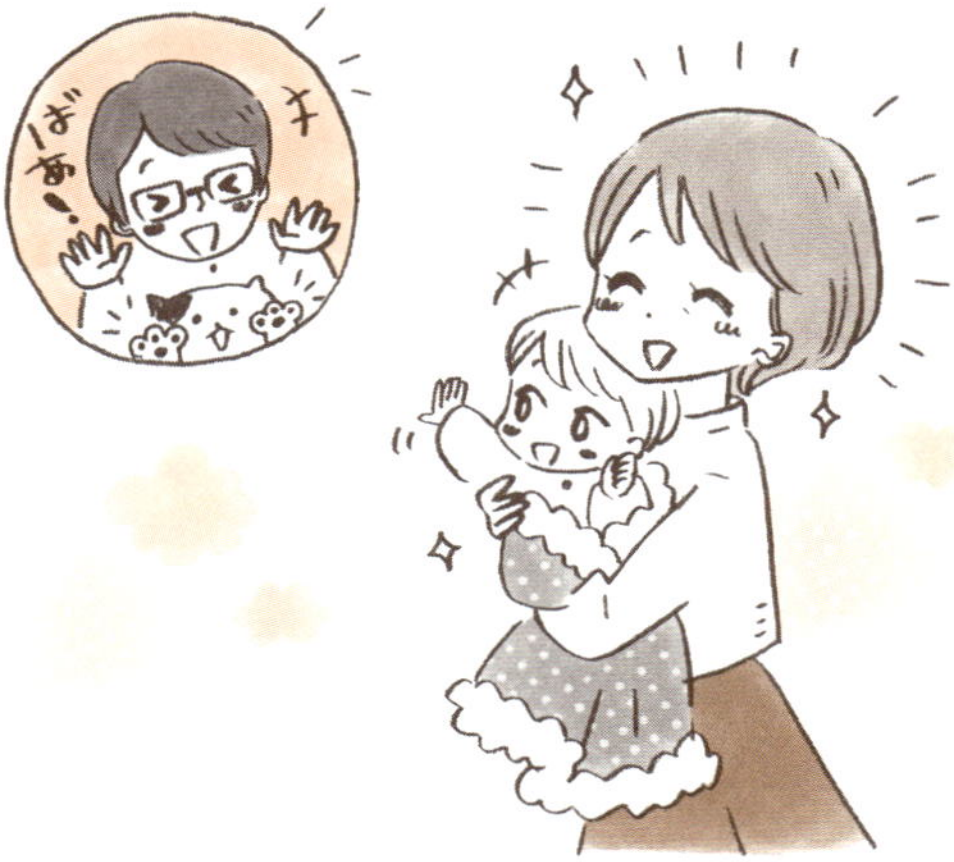


このケースで服用してもらった漢方薬は、田七人参《でんしちにんじん》と杞菊地黄丸《こぎくじおうがん》（P141参照）の2種類。

田七人参は、瘀血を改善しながら余剰な出血を止める止血効果を併せ持つ漢方生薬（漢方薬の原料）。杞菊地黄丸は補腎《ほじん》作用（P113参照）を持ち、腎の働きを改善する漢方薬です。

瘀血改善＋止血の働きで生理痛は5カ月ほどで大きく改善。この間に子宮筋腫のサイズも、最大で5センチほどあったものが2センチほどまで小さくなりました。

補腎の効果は、子宝を授かるために必要な内分泌系の働きや体の造血、免疫など多岐にわたるもので、子宝に恵まれないお悩みの際には僕は必ず用います。

生理痛の改善だけでなく、子宝という夢に向かって結果を出せる組み合わせでご用意しましたが、漢方の服用スタートからほぼ1年が経過した頃、41歳で自然妊娠。その後無事に出産されました。

きっかけは生理痛と子宮筋腫というお悩みをサポートすることでしたが、子宝という大きな目標への到達を漢方でお手伝いさせてもらうことができました。

Case

# 7 気持ちの落ち込みを改善

Question

**生理痛と同時に気持ちがひどく落ち込みます。夜もよく眠れません**

生理痛がひどく、生理前から生理中にかけてひどく気持ちが浮き沈みします。どちらかと言えば不安感が強くなり、夜は眠っても悪夢を何度も見てしまいます。熟睡感がなく、朝起きても体のだるさが取れません。慢性的なむくみとだるさもつらいです。

20代
生活習慣瘀血
タイプ＋痰湿

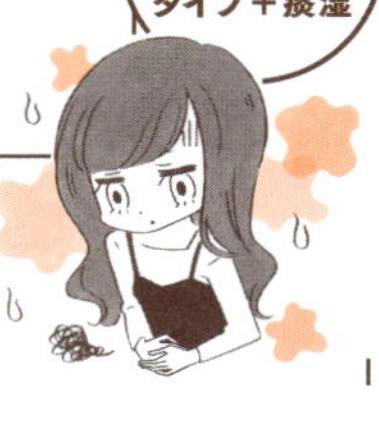

Answer

**乱れた生活が、だるさや不安感を引き起こす「痰湿」の原因**

聞けば仕事が毎日遅く、夕飯の時間が夜の10時を過ぎる生活。これは、消化しきれない飲食物が、全て「痰湿《たんしつ》」という病態の引き金になっています。

痰湿は体内の水分が胃腸系の機能低下などにより循環が悪くなり滞ってしまうことで、体内に余分な水分がたまり、痰を形成している病態です。放置しておくと血行の滞りも引き起こしてしまいます。このケースでは、瘀血の改善とあわせて改善を行うことにしました。

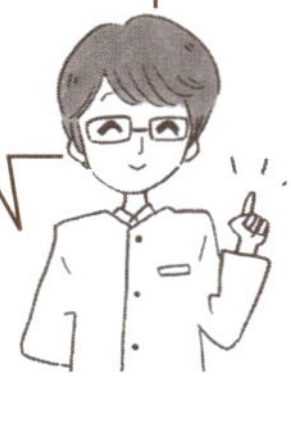

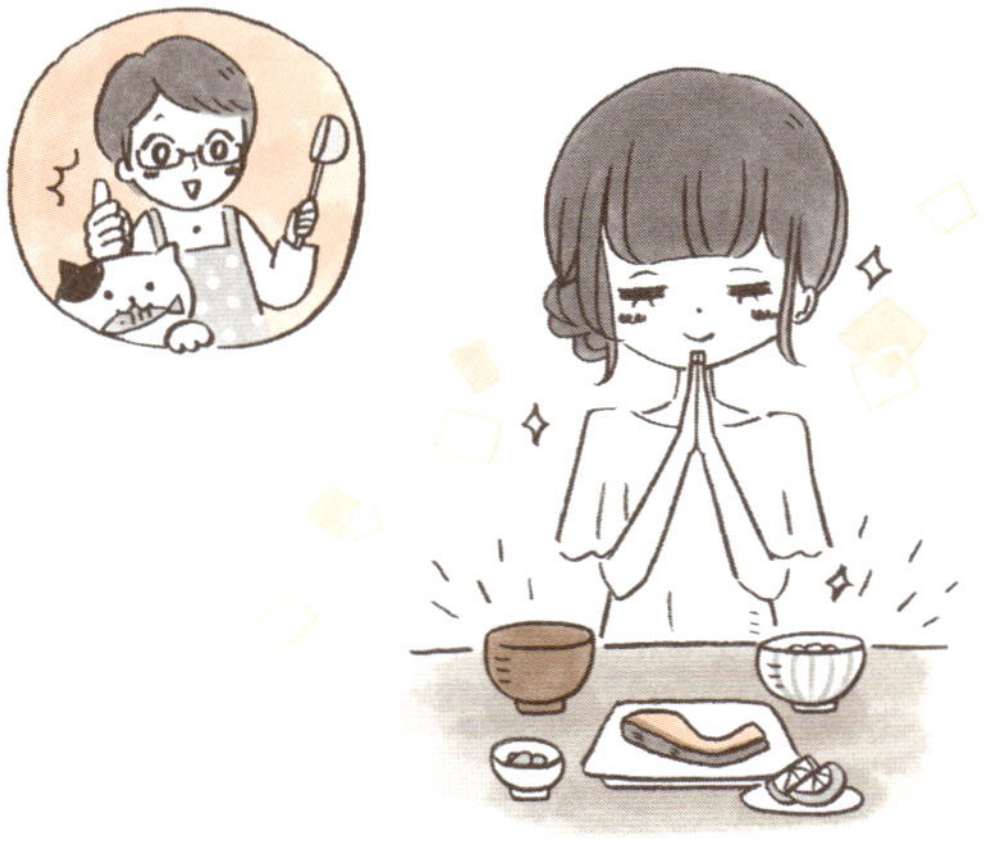

用いた漢方薬は、温胆湯《うんたんとう》（Ｐ１４３参照）という漢方薬と冠元顆粒の2種類。

温胆湯は「痰湿《たんしつ》」により起こる、だるさやむくみ、不安感や夜に多く夢を見る（多夢《たむ》）といった症状を改善する際によく用いられる漢方薬です。

食事のスタイルを変更し（朝昼をきちんと食べて夜は低カロリーで栄養バランスを整える形に変更）、2種類の漢方を3カ月ほど服用してもらったところ、生理痛の改善とともに体のだるさやむくみも大きく改善し、悪夢を見ることも少なくなりました。

痰湿はアルコールや飲料水の多飲、難消化性の食べものの過食、睡眠不足、消化機能の低下でも起こりうる病態です。

今回のケースのように生活習慣や食事時間に問題があると次第に体内に病態が蓄積していき、ある時に強い失調として表に現れます。

瘀血は生活習慣で起こりうる病態であるという話をしてきましたが、現代人の生活スタイルは痰湿も非常に引き起こしやすくなっています。そのため、相談時にはいつも生活習慣について注意していただくようにお話ししています。

Case 8

# 前向きな気持ちが生まれる

Question

## 薬に頼らず自分の力で生理を迎えたい！

ホルモンの分泌機能が低いということで、生まれながらに初潮を自分で起こせず、最初から薬で生理を起こしていました。「生理を起こせない、自分は他の人よりも肉体的欠陥がある」という思いを常に抱いて長年過ごしてきました。ピルを用いて生理を起こすことができても、決して自然ではありません。生理痛もほとんどない今の状況は楽ですが、将来的に赤ちゃんがほしいという気持ちもあります。なんとか自分の力で生理を起こしたいです。

30代
気血両虚瘀血タイプ＋腎虚

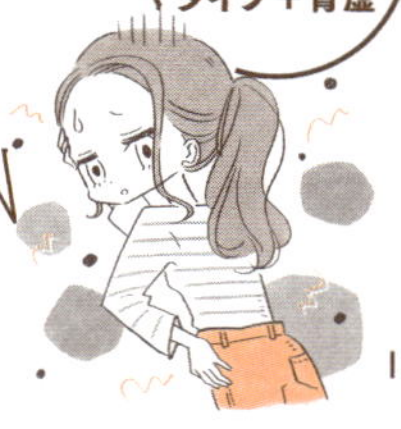

Answer

## 補腎と活血でホルモンの分泌状態を改善！ コンプレックスの解消に

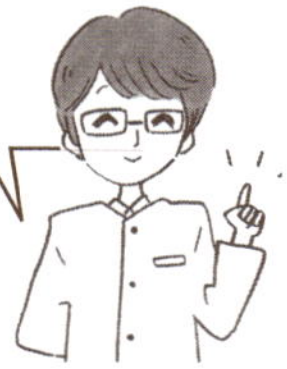

生理痛は極めて軽い状態ではありましたが、生理はホルモン分泌に大きな影響を受けます。生理を起こせないこうした体質は、東洋医学の考えでは「腎虚《じんきょ》」と定義されます。今回のケースは先天的な腎虚体質ということで、ケース7で用いた「補腎薬」が活躍しました。

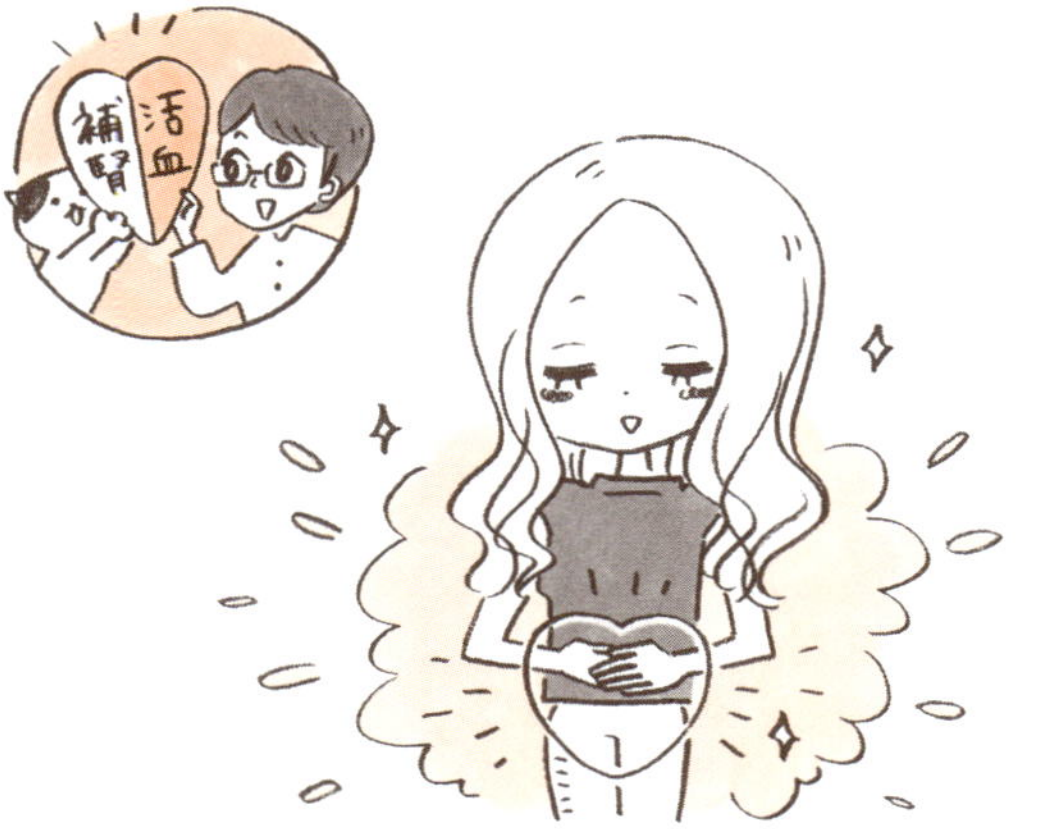

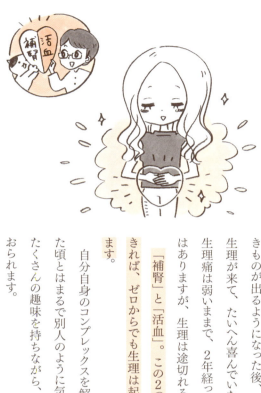

体の冷えも強く、血液量も少ない「陽虚《ようきょ》」と「血虚《けっきょ》」もある体質でしたので、腎虚＋陽虚の体質を改善することのできる八味地黄丸《はちみじおうがん》（P141参照）と、血虚を補うために婦宝当帰膠《ふほうとうきこう》（P142参照）という漢方薬を服用してもらいました。

その結果、服用からほぼ1年で、生まれて初めて自然な生理が来たのです。ピルはその半年ほど前から休薬し、少しずつですが経血らしきものが出るようになった後、生理前の自然な程度の不快感を伴った生理が来て、たいへん喜んでいただくことができました。幸いなことに生理痛は弱いままで、2年経った現在も少し周期は長め（40日前後）ではありますが、生理は途切れることなく来ています。

「補腎」と「活血」。この2つの要素をうまく組み合わせることができれば、ゼロからでも生理は起こせるという非常に多くの症例があります。

自分自身のコンプレックスを解消することができ、初めて相談に訪れた頃とはまるで別人のように気持ちも前向きになってくださいました。たくさんの趣味を持ちながら、お仕事でも多方面で精力的に活躍しておられます。

Case 9

# イライラしなくなって人間関係が改善

Question

## 更年期のようなイライラ、便秘、不眠症状がひどいストレス

生理前になると目が充血するほどのイライラが現れ、ひどい便秘になり、目が冴えて興奮状態で眠れなくなってしまいます。これが毎月1週間近く続くので、すっかり参っています。生理痛もひどく、全身が詰まっているような感覚があります。

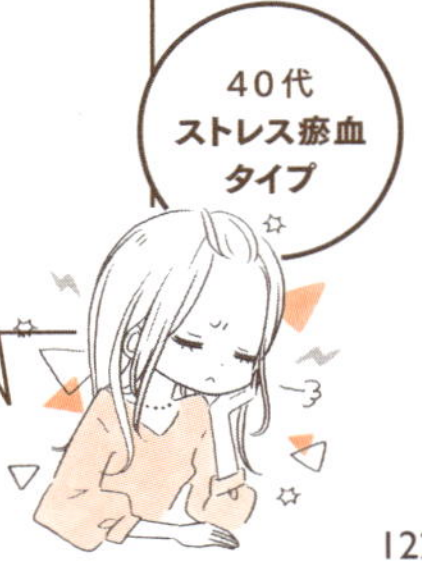


Answer

## 精神の不安定＋生理痛は漢方で改善できます！

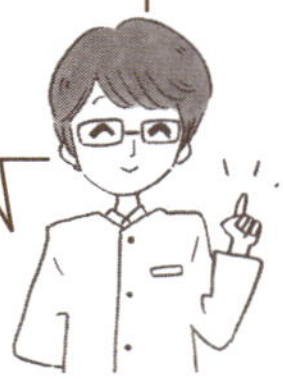

これは「実証《じっしょう》」（P46参照）と呼ばれるタイプの生理トラブルです。実証というのは一見体力もあり、活発で元気なタイプの体質。しかし、上手に身体の老廃物や余剰な熱などを除去できない、という欠陥を抱えています。

基本的に便秘を伴う生理痛の緩和には、ケース❷で紹介した桃核承気湯を用います。しかし、今回のケースで精神不安定が強く、ひどいイライラを伴っているために、実証の精神不安

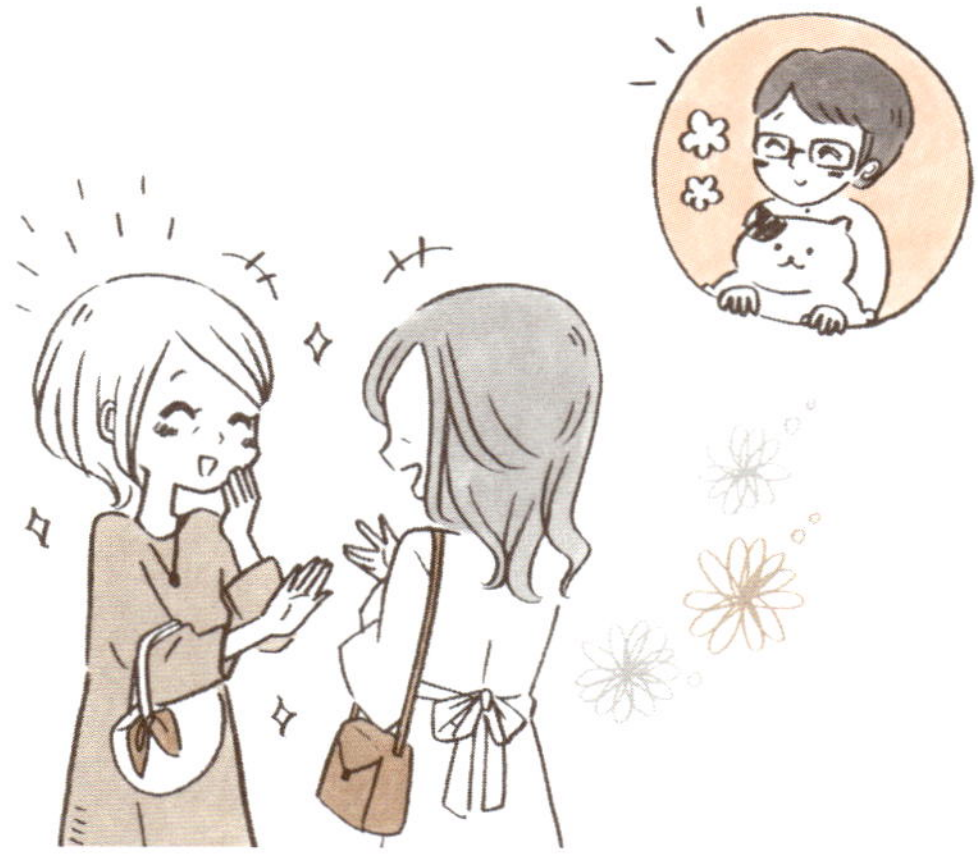

定な方に用いる柴胡加竜骨牡蛎湯《さいこかりゅうこつぼれいとう》（P139参照）と冠元顆粒を用いました。柴胡加竜骨牡蛎湯は実証タイプの「イライラ、不安、動機、不眠、便秘」に幅広く用いる漢方薬で、瘀血を改善する冠元顆粒とあわせて用いることで精神不安定と便秘を改善しながら生理痛の改善にも手を伸ばすことができました。

漢方を服用してから2〜3カ月で精神はすっかり安定。生理前の不眠もなくなりました。睡眠の質が高まり生活の循環が良くなったことにより、お通じも改善され、普段から体の調子が良くなりました。「気持ちも身体もスッキリした！」と喜んでいただき、生理痛も4〜5カ月で大幅に改善されました。

東洋医学には「虚証」と「実証」という体質の概念があります。虚証というのは、気、血、水といった体に必要な栄養成分のいずれか、あるいは複数が不足している虚弱タイプのことで、改善には不足している栄養成分を補う漢方薬が必要になります。

生理痛を含む生理トラブルにもこの虚証と実証というタイプにより用いられる漢方薬は変わります。体質の見極めを正確にできる専門家に相談することがやはり大切です。

Case 10

# 生活に余裕が生まれQOL（生活の質）が向上

Question

**副作用の疑いでピルをやめたところ、耐えがたい生理痛が……**

30代
生活習慣瘀血タイプ

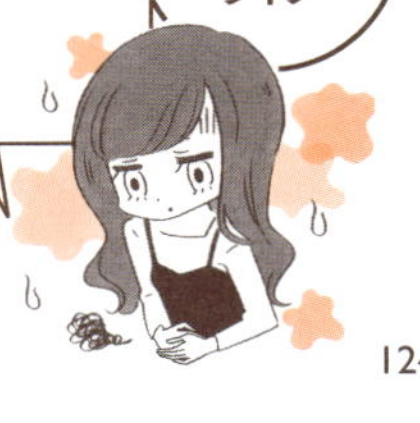

生理痛がひどい上に生理前から痛みが続き、なかなか終わらなくなりました。

生理周期も乱れているため、生理によって自分のやりたいことが全くできなくなってしまうのが嫌で、ピルを使って生理をコントロールしていました。でもピルを使ってから不正出血が起こるようになり、副作用である血栓症の危険性を発見。医師に相談すると、「しばらくやめて様子を見ましょう」と言われ、ピルをやめたところ再び激痛が……。

子宮筋腫と子宮内膜症の既往歴があり、帯下には臭いが強く、経血もベトベトして臭いがあるのも気になります。

Answer

**痰湿が瘀血を引き起こしています！　時間をかけて体質の改善を**

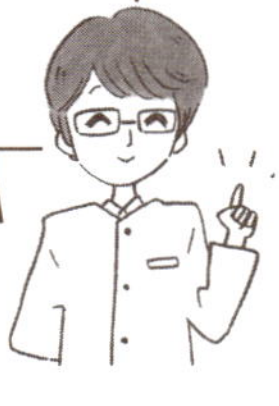

夜更かしをしてやりたいことをしたり、運動が大嫌いだったりという、生活習慣の乱れによ

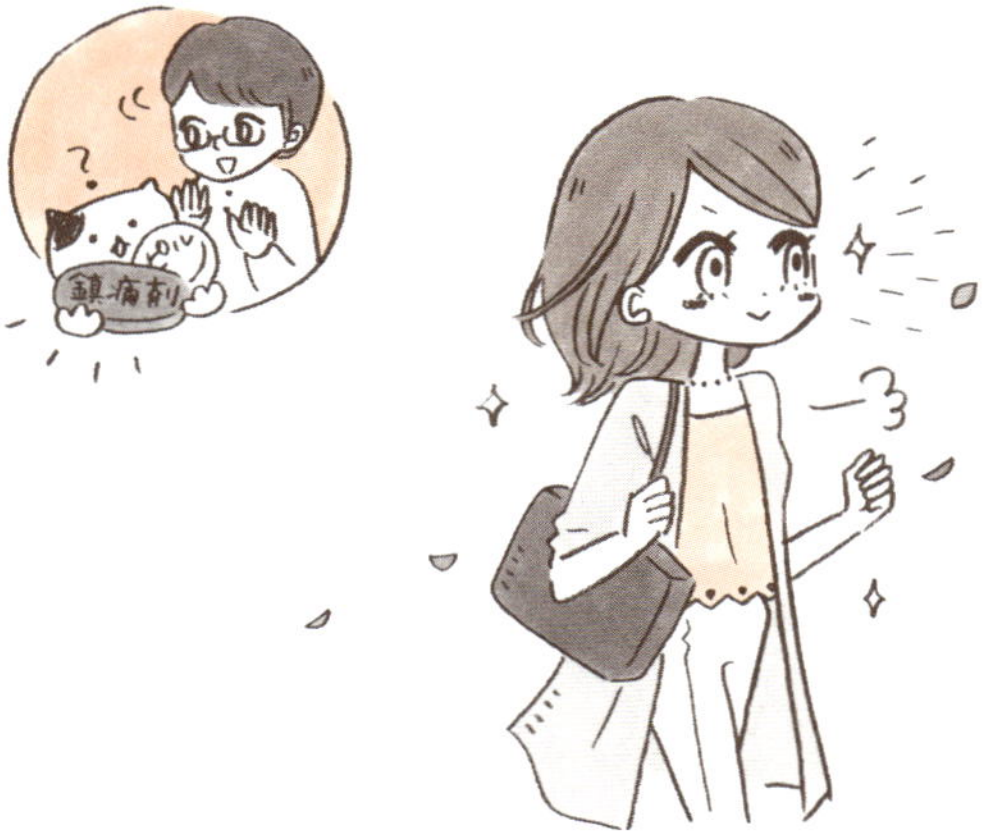


り、体内に生まれた「痰《たん》湿《しつ》」が瘀血を引き起こしたと判断しました。ただし、生活スタイルの乱れで起きた今回の問題は、食生活の不摂生で痰湿が溜まってしまったケース⑦とは少し状況が異なります。同じ病態でも用いる漢方薬や治療法が変わるのは「同病《どうびょう》異《い》治《ち》」と言われる東洋医学の特徴です（P98参照）。

今回は竜《りゅう》胆《たん》瀉《しゃ》肝《かん》湯《とう》（P143参照）という漢方薬に、冠元顆粒をあわせて用いました。

痰湿という病態は非常に頑固な病態で、治すのに根気が必要なのが特徴です。帯下の臭い、生理痛、生理周期の全てが落ち着くまでには8カ月ほど時間を要しましたが、ピルや鎮痛剤なしでも生理時期に元気に活動ができるようになりました。

痰湿は、瘀血と結びつくと高血圧、高血糖、高コレステロール血症などの成人病を引き起こすことが多いのですが、実はこの方もコレステロール値の高さをずっと若い頃から指摘されていました。

薬を飲むギリギリの値でしたが、この漢方薬を使っているうちに自然とコレステロール値までが正常値になりました。その結果もあわせて非常に喜んでいただけました。

Case 11

# 自分に自信が持てるようになる

Question

## 「使える薬がない」けれど、生理による疲労感をなんとかしたい

いつも生理の周期が40日以上開き、生理時にも経血が少ないが、生理痛はジクジクと下半身にうずくように起こります。痛みは鎮痛薬を飲むほどではないのですが、疲労感が激しく、痛みよりも疲れて動けなくなってしまうのが悩みです。

婦人科で相談をしたところ、貧血という診断。鉄剤を処方されて服用しましたが、激しい胃痛が起きてしまい使えませんでした。医師からは「他には薬はない」と言われてしまい、どうしたら良いのかわかりません。

20代
気血両虚瘀血
タイプ

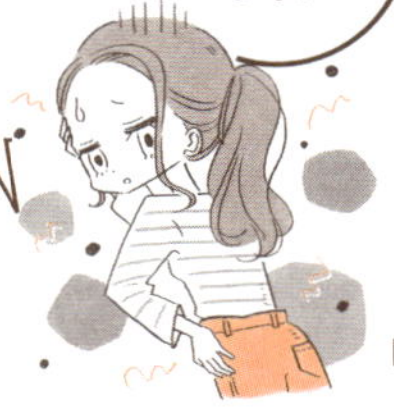

Answer

## エネルギー不足による疲労感は、気と血を補って改善しましょう

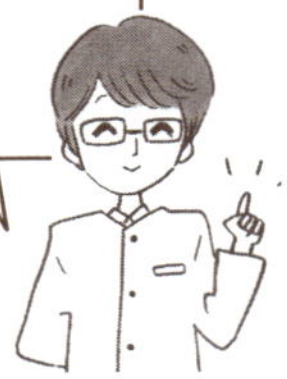

これは「気血両虚《きけつりょうきょ》」と言われるタイプです。

エネルギーである「気」と血液である「血」が両方とも不足してしまっている体質で、常に燃

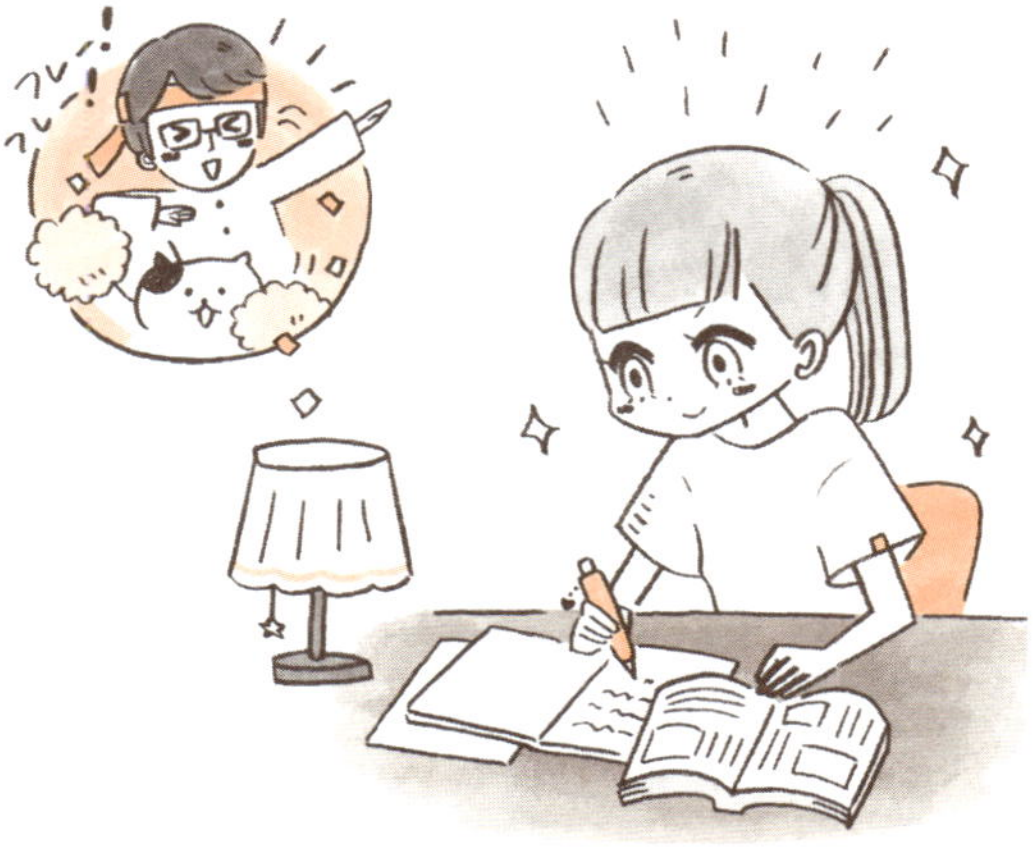


料不足を起こしています。そのため疲労感が強く、出血を伴う生理時には疲労感が増してしまうわけです。

気血不足の不足はいずれ「瘀血」を作りますが、若かったこともあり、生理痛はさほど強くありませんでした。そこで、十全大補湯《じゅうぜんたいほとう》（P140参照）と言われる気と血の両方を補うことのできる漢方薬を用いることにしました。

気血両虚には胃腸系の弱いタイプが多く、鉄剤や強い造血作用のある漢方薬では胃を傷めてしまうことがあります。今回も鉄剤が胃にさわってしまっていたのです。

4カ月ほど服用を継続することにより、生理の周期が35日前後まで短くなりました。出血の量は少し増しましたが、疲労感は以前よりも明らかに減り、日常に感じていた元気不足にも改善が見られました。

いつでも元気がなく、以前は何かにチャレンジしようと思っても「どうせ自分なんて」という気持ちで前に進めなかったそうです。しかし、生理が改善されることにより「元気になってきたから頑張ってみよう」と気持ちが前に向いてきたとのこと。以前から始めようと思っていた資格試験にチャレンジし、見事合格されました。

Column 04

# 男性に知ってほしい生理のこと

日本では、女性の婦人疾患における経済損失が年間6兆円を超えるというデータがあるそうです。残念ですが、日本社会においてこうした女性特有のお悩みや疾患について、男性の理解が進んでいるとは僕には思えません。

学校でも男性が女性特有の生理などのメカニズムについてしっかりと学ぶ機会が少なく、男女間の会話でも何となくタブー視されているのは、日本特有の状態ではないでしょうか。しかし、性的な感覚を交えることなく、冷静に女性機能の特徴を理解させる教育が必要だと今の社会を見ていて思います。

また、男性は「想像ができない」という理由で、生理痛などについて理解を拒む傾向があります。男女における体の作りは生まれた時に決まっています。しかし、人間は言葉や共感によって、他人との違いから生じる溝を埋めることができるものです。女性の皆さんも、ぜひそのひどい生理痛の「イメージ」を、情報としてまわりの男性たちにどんどん伝えてみてください。彼らも、女性のお悩みを身近に感じる機会があれば、少しずつでも意識を変えることができるのではないでしょうか。

例えば、友人の東洋医学の専門家が、生理痛を「子宮粘膜が引きちぎられる痛み」とツイートして大反響を呼んだことがありました。たしかに、言語化することでその痛みのすさまじさは伝わりやすくなります。

男性への認識が広がり、女性特有のお悩みに理解のある社会へと近づくことを願っています。

巻末
付録

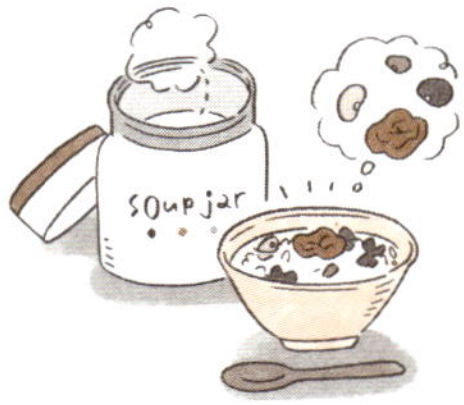


# 生理痛改善！
# 簡単薬膳レシピ＆
# 生理痛に効く
# 漢方図鑑

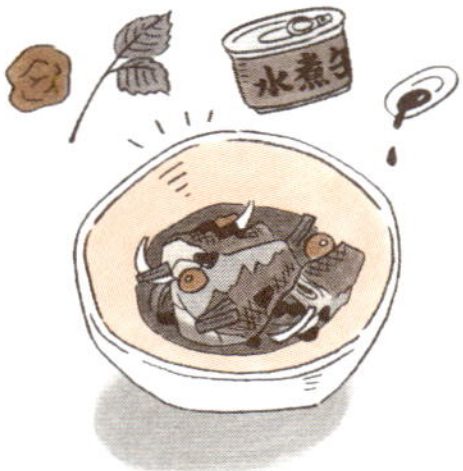

巻末付録

# 生理痛改善！簡単薬膳レシピ

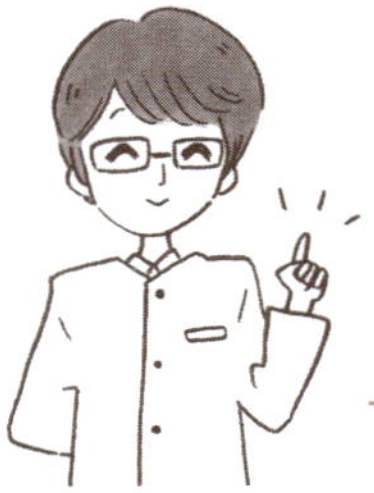

生理に悩まされる時は、なんだか食事の支度もいつもより億劫に感じてしまうもの。このレシピで、おいしく＆手軽に体質改善を目指しましょう！

## minute 3 紅花《べにばな》醤油

効用　血行改善による瘀血改善、ストレスによる気滞の改善

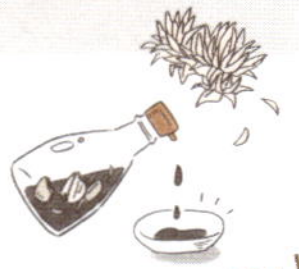

### 材料

| | |
|---|---|
| 紅花 | 大さじ1 |
| 醤油 | 300ml |
| 生姜 | 親指くらい |
| お好みでニンニク | ひとかけら |

### つくり方

1. 生姜はスライスし、ニンニクは半割にする
2. 容器に入れた醤油に、紅花と生姜とニンニクを投入
3. 冷蔵庫で一晩寝かせる

※妊婦さんはお控えください

**漢方ポイント**

醤油という毎日使う調味料にプラスすることで、日常的に摂取することができます。紅花は、血行を改善し瘀血を快方に向かわせる効果がある生薬。瘀血による生理痛、特にストレスタイプの方にお勧めです。

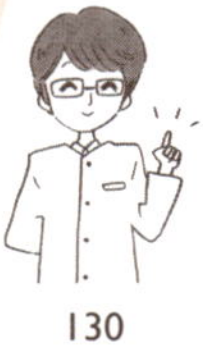

minute 10

# レモンの薬膳氷砂糖漬け

効用　血行改善、補血作用、冷えの改善、瘀血改善

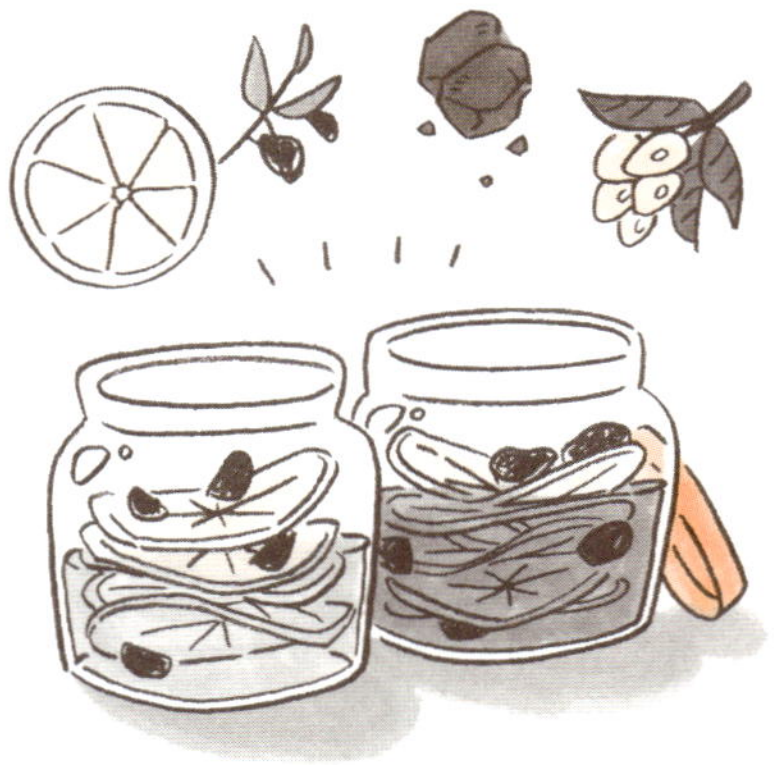

**材料**（700mlのビン2個分）

| | |
|---|---|
| レモン | 2個 |
| 氷砂糖 | 500g |
| 黒砂糖（粉末） | 大さじ1 |
| レモン果汁 | 100cc |
| クコの実 | 大さじ1 |
| 龍眼肉 | 大さじ1 |

## つくり方

※調理前に、ビンはよく洗い、乾燥させてから、消毒用アルコールをボトル内側へ全体的にスプレーしておきましょう

1. レモンはよく洗い、ヘタを切る。薄さ3ミリ前後に輪切りし、種を取る
2. ビンの底が見えなくなるくらいに氷砂糖を入れ、レモンと氷砂糖を交互に入れる。最後にレモン果汁を50cc 上からふりかける。好みで生姜スライスを入れてもOK
3. ビンの蓋をしっかり締めて、軽く上下に振って、全体を混ぜる。 冷蔵庫に保管し、時々全体を振って氷砂糖を溶かす
4. 氷砂糖・レモンを入れたボトルに、それぞれクコの実と黒砂糖粉末を入れ混ぜる。黒砂糖のほうのボトルは、砂糖が解けたら5mmくらいに刻んだ龍眼肉を入れて混ぜる

漢方ポイント

レモンには気をめぐらせる力、クコの実には滋養強壮と血を補う力、龍眼肉にも血を補う力、黒砂糖には体を温める力がそれぞれあります。気をめぐらせて血の働きを補うことで血流を抑止、瘀血を改善。ひいては生理痛を改善します。

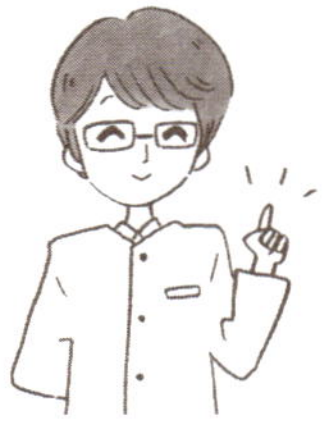

minute 12

# お豆のお粥 豆乳仕立て

効用 補血作用、むくみ改善、ホルモン分泌の改善

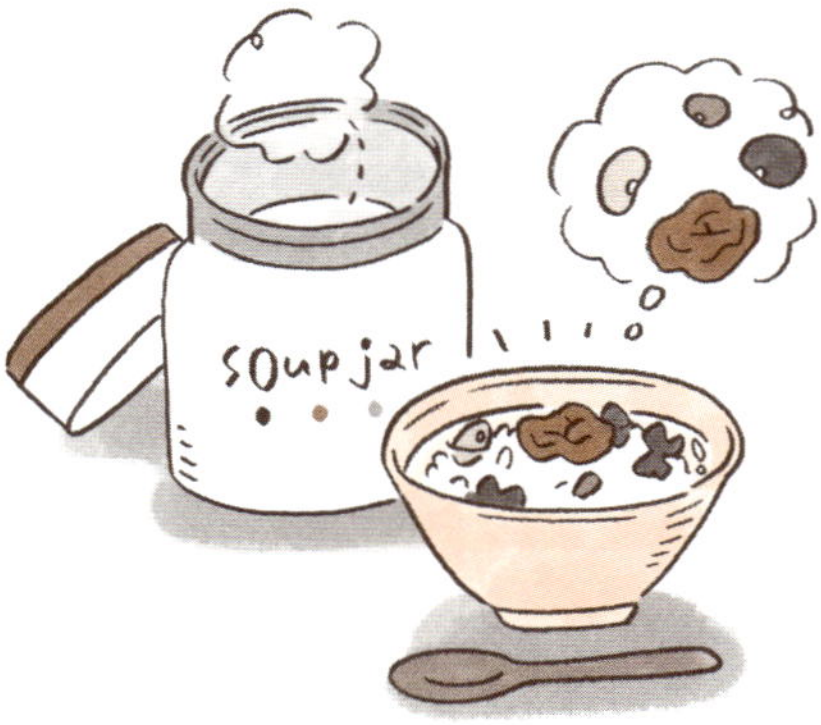


**材料**(スープジャーの容量270ccほどに対して)

| | |
|---|---|
| お米 | 30g |
| 大豆、黒豆、小豆 | 各7g |
| 戻した黒きくらげ | 3枚 |
| 無調整豆乳 | 180cc |
| 水 | 90cc |
| 昆布 | 切手大以上をお好みで |
| 胡椒、味噌、梅干し(ゆかり) | 少々 |

## つくり方

※生理中に梅干しを食べると出血量が多くなる方は、生理期間中はお控えください

1 スープジャーにお米を入れ、熱湯を入れて蓋を閉め3分くらい待つ

2 待っている間に小鍋に豆乳、お豆3種、黒きくらげを入れて火をつける。沸騰させないように弱火で10分煮込む

3 ジャーのお湯を切り、2と昆布をジャーに入れて、かきまぜて蓋を閉める

4 味噌をといて、お好みで胡椒や梅干し、ゆかりを味付けに。1時間ほどしたら食べ頃(ジャーの種類にもよる)

漢方ポイント

豆類にはホルモン分泌を調整し、血を補う作用、むくみを取る作用が。梅干しやゆかりには血行促進、ストレス解消の効果があります。ホルモン分泌を整え生理周期を改善し、ホルモン分泌異常による生理痛を改善する効果が期待できます！

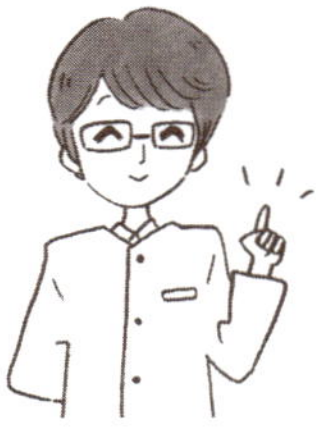

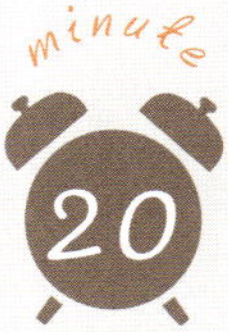


# 長芋のシソ豚ロール

効用 気滞の改善、滋養強壮、ホルモン分泌の活性化、むくれや疲労の回復

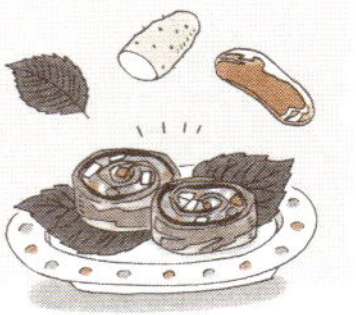

## つくり方

1 アスパラガス、人参、皮をむいた長芋はそれぞれ長さ15cm・太さ5〜8mm前後に切り揃え、ラップで包み電子レンジで加熱（500Wで1分30秒〜2分）

2 まな板にラップを敷いて、隙間が出ないように少しずつ重ねながら肉を縦に敷き詰める。上に大葉を6枚くらいのせ、刻んだ梅干しを散らす

3 2とチーズを敷き詰める。上下の端にはのせないよう注意

4 ラップを手前から持ち上げ、手前から奥へ肉を巻く。巻き終わりが下にくるように、両手で押さえて整える

5 ラップを開き薄力粉をふりかけ、肉巻きをコロコロ転がして、全体に薄力粉をまぶす

6 サラダ油を敷いて軽く温めたフライパンに、巻き終わりを下にしてのせ、中火で少しずつ転がしながら焼く

7 肉に赤みがなくなったら、水で希釈した麺つゆを少しずつふりかけ、さらに数分焼く

8 焼き色がついたら火を止める。粗熱が取れたら、3〜4等分に切り、大葉を敷いた皿へ

## 材料（ロール2本、2〜3人分）

長芋……200g
豚もも肉（薄切り）……300g
（塩・料理酒を振りかけておく）
大葉……12〜14枚
アスパラガス……1〜2本
人参……1/2本（縦カット）
溶けるチーズ……適量
薄力粉……大さじ1〜2
塩……小さじ1/4　水……大さじ1
調理酒……大さじ1　サラダ油……少量
梅干し（シソ漬）……2〜3個
麺つゆ（2倍濃縮）……大さじ1

漢方ポイント

大葉には気をめぐらせる効果、長芋には元気をつける効果、豚肉にはホルモン分泌を盛んにする効果があります。あわせて食べることで、生理前＆後期で疲れたりむくんでしまう症状を改善する効果があります。

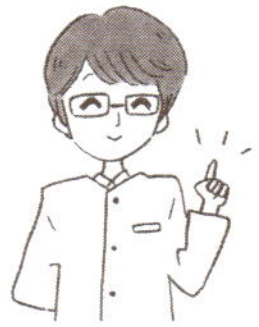

minute

8

# にじますの南蛮漬け

効用　補気作用、血行改善、瘀血改善

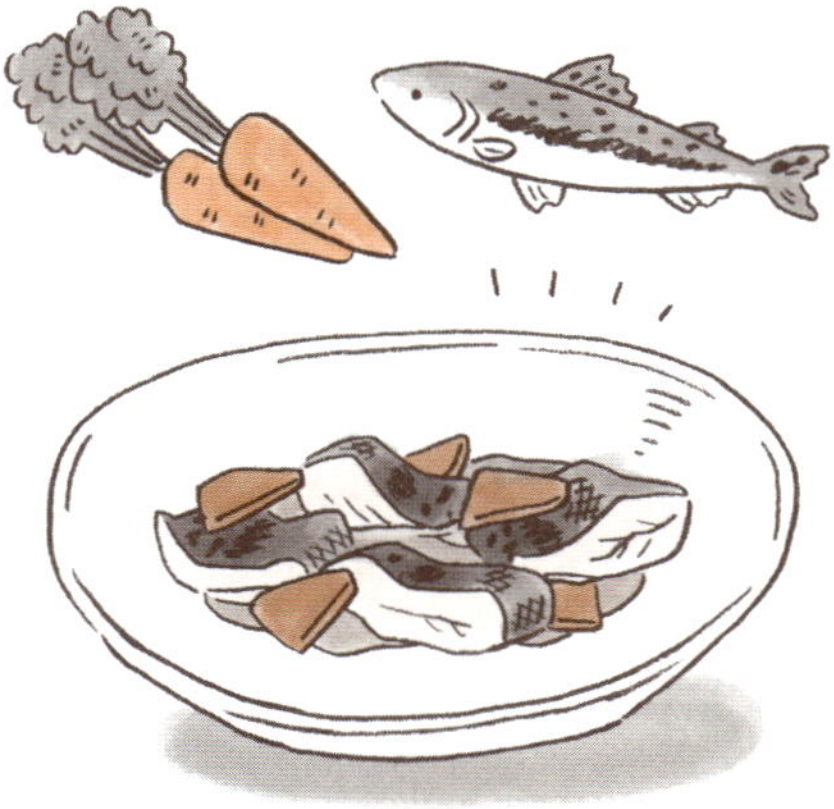

### 材　料

| | |
|---|---|
| にじます | 2尾 |
| 人参 | 10g |
| 片栗粉 | 適量 |
| オリーブオイル | 適量 |
| ★酢 | 100cc |
| ★砂糖 | 大さじ2程度 |

## つくり方

1. にじますを3枚におろす
2. 両面に片栗粉を薄くつけて、多めのオリーブオイルを入れて熱したフライパンで揚げ焼きにする
3. ★を合わせたタレに3を一晩漬ける
4. 食べる直前に、薄くスライスした人参と和える。人参は蒸してもOK

漢方ポイント

人参には気を補う作用が、ますには同じく補気と血行促進の作用があります。気と血の流れを増やして流れを良くすることで、瘀血を改善し、生理痛を軽減させることができます。

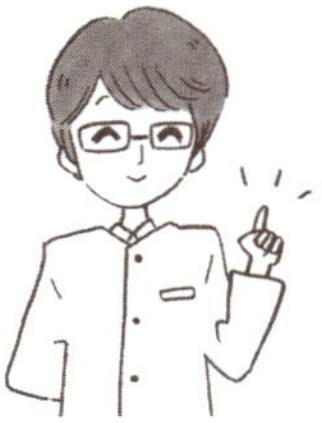

minute 5

# 三つ葉とお魚のあえものおかず

効用 血行改善、瘀血改善、気滞改善、疲労の回復

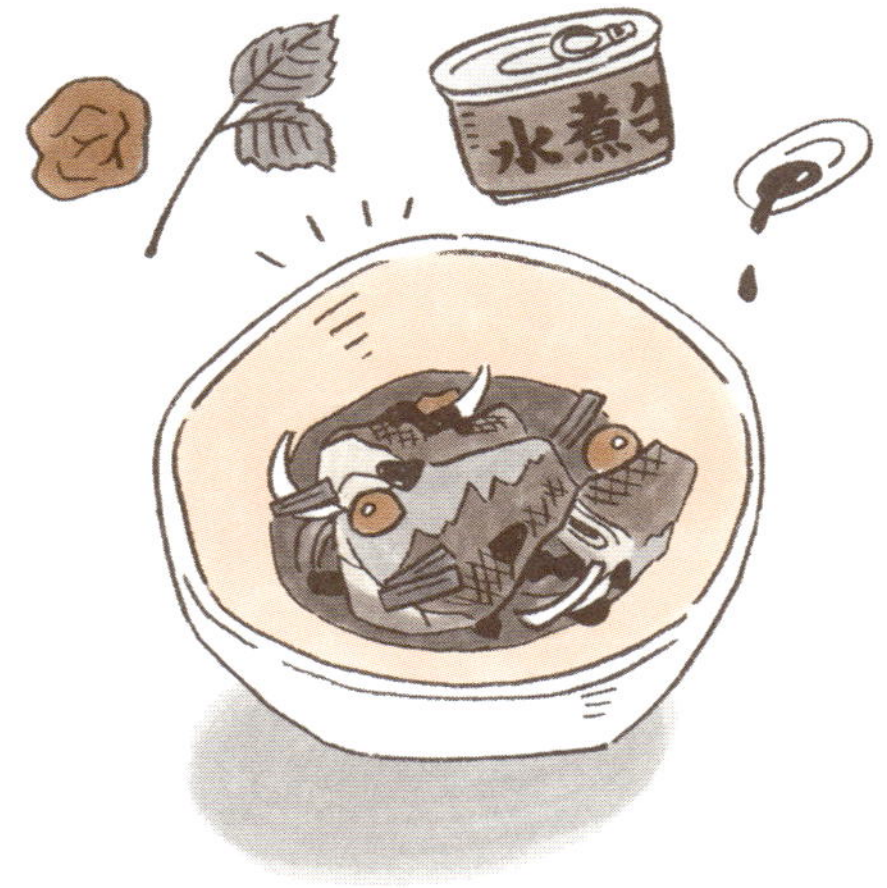


**材料**

| | |
|---|---|
| 鰯や鯖の水煮の缶詰 | ひとつ |
| 三つ葉 | 適量 |
| ニラ | お好み |
| 新玉ねぎ | お好み |
| 小さいトマト | 1個 |
| 戻した黒きくらげ | 3枚 |
| クコの実 | 10粒くらい |
| 黒酢 | 小さじ1 |
| 黒こしょう | 少々 |
| 味噌 | 少々 |
| 梅干し | 1個 |

## つくり方

1 ボールに缶詰の汁をあけ、味噌、クコの実、黒きくらげ（細切り）、黒酢、梅干しを入れてざっとまぜておく。梅干しは箸でくずす

2 2cm以下に切った三つ葉、ニラ、玉ねぎ、トマトをボールに入れ、胡椒を振って、まぜてなじませる。切り方はみじん切りでも薄切りでもOK

3 しんなりした頃合いで、缶詰の魚と一緒に盛り付ける

**漢方ポイント**

青魚と黒酢は、血をサラサラにしてくれるので、ダイレクトに瘀血を改善する効果があります。黒酢、梅干し、三つ葉には気をめぐらせる効果があり、滞った気をスムーズにめぐらせる手助けをしてくれます。また、梅干しには疲労回復効果もあるので、ストレスや倦怠感を軽減できます。

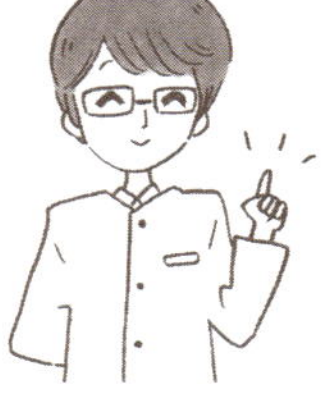

巻末付録

# 生理痛に効く漢方図鑑

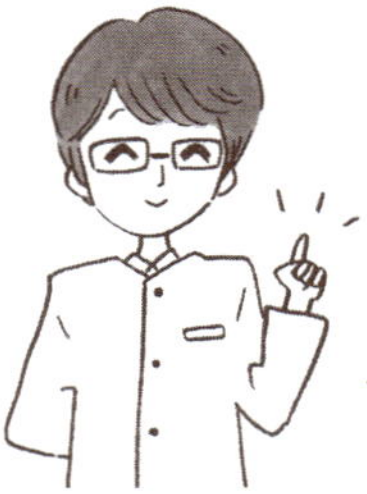

ここでは、本書で出てきた漢方を
紹介します。効能を知ることで
漢方を身近に感じて、気軽に専門店に
相談してみてください。

## 冠元《かんげん》顆粒《かりゅう》

| | |
|---|---|
| 効 用 | 頭痛、頭重、肩こり、めまい、動悸など |
| 副作用 | 発疹、下痢、胃痛など |

### ストレス性瘀血の救世主！

ストレス過多で頭痛、肩こりなどを伴う瘀血症状の改善に用いる漢方薬です。瘀血を改善させる丹参《たんじん》という生薬をベースに、気をめぐらせる「理気薬」を配合しています。効果の発現は早く、高いストレス社会の瘀血改善に適した漢方薬です。

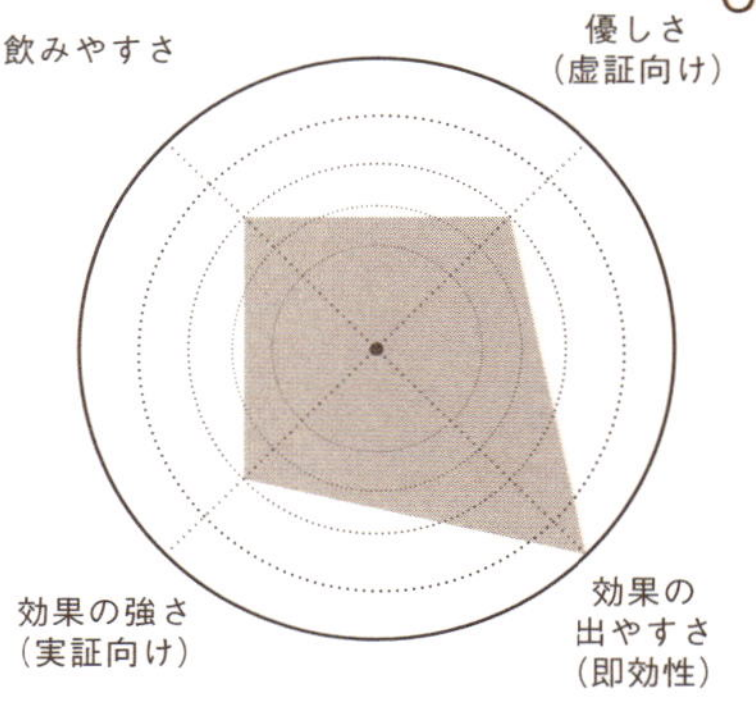


**含まれる生薬**

丹参《たんじん》、紅花《こうか》、芍薬《しゃくやく》など

## 芎《きゅう》帰《き》調《ちょう》血《けつ》飲《いん》第《だい》一《いち》加《か》減《げん》

| | |
|---|---|
| 効　用 | 血の道症、月経不順、産後の体力低下など |
| 副作用 | 発疹、吐き気、食欲不振など |

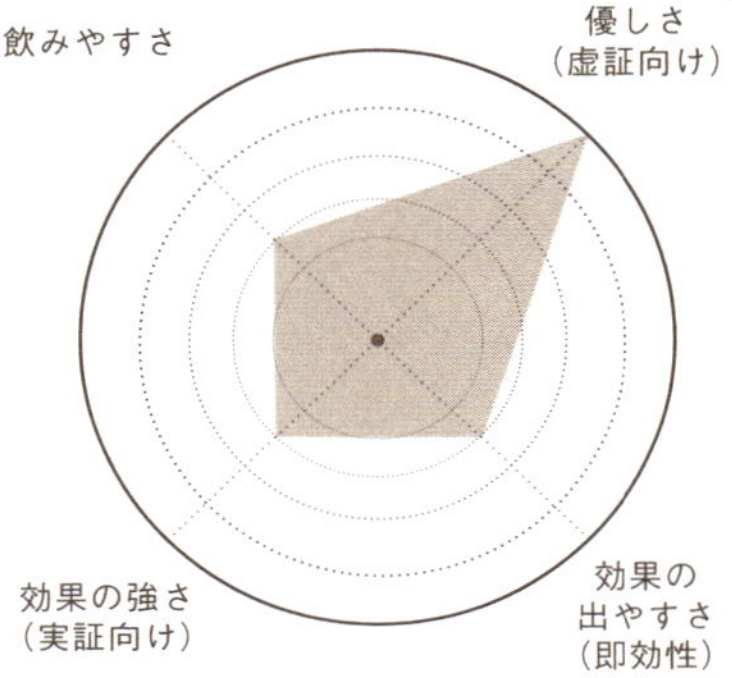


### 虚弱な方の血虚と瘀血に

もともと虚弱な方、あるいは産後や病後などで気血が不足し、貧血や疲労感に伴い瘀血が発現したタイプの生理痛によく効きます。極めて安全性の高い漢方薬なので、虚弱な女性でも安心して使用できます。効果もややマイルドなので、継続しての使用が必要です。

**含まれる生薬**

川芎《せんきゅう》、陳皮《ちんぴ》、当帰《とうき》など

## 桃《とう》核《かく》承《じょう》気《き》湯《とう》

| | |
|---|---|
| 効　用 | 月経不順、月経痛、便秘など |
| 副作用 | 発疹、腹痛など |

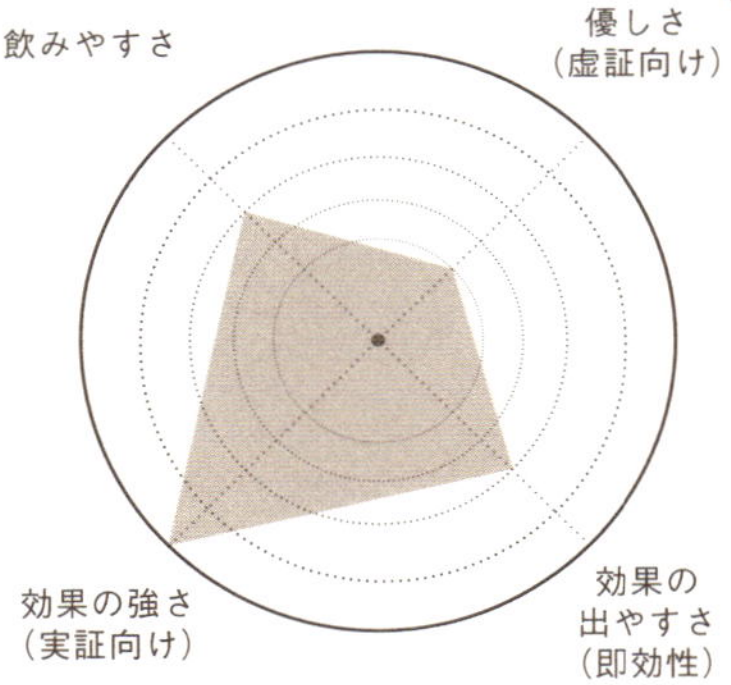


### 便秘を伴う瘀血改善に

便秘がちで特に月経時のイライラがひどく、顔が火照ってしまう（下半身は逆に冷える）というタイプの瘀血に下剤として作用し、効果を発揮します。下剤なので慢性的に便がゆるい方、冷え性の強い方は副作用の危険性があるので服用しないように注意しましょう。

**含まれる生薬**

桂皮《けいひ》、大黄《だいおう》、桃仁《とうにん》など

## 桂枝茯苓丸《けいしぶくりょうがん》

| | |
|---|---|
| 効　用 | 月経不順、月経痛、更年期障害、しみ、にきびなど |
| 副作用 | 発疹、食欲不振など |

### むくみを伴う瘀血改善に

下半身のむくみを伴う生理痛に特に有効です。瘀血を正す作用に体の水分代謝を改善させる作用がプラスされています。冷え性の体質だけれど顔だけは火照るという「冷えのぼせ」を感じることがあれば、積極的に使ってみましょう。

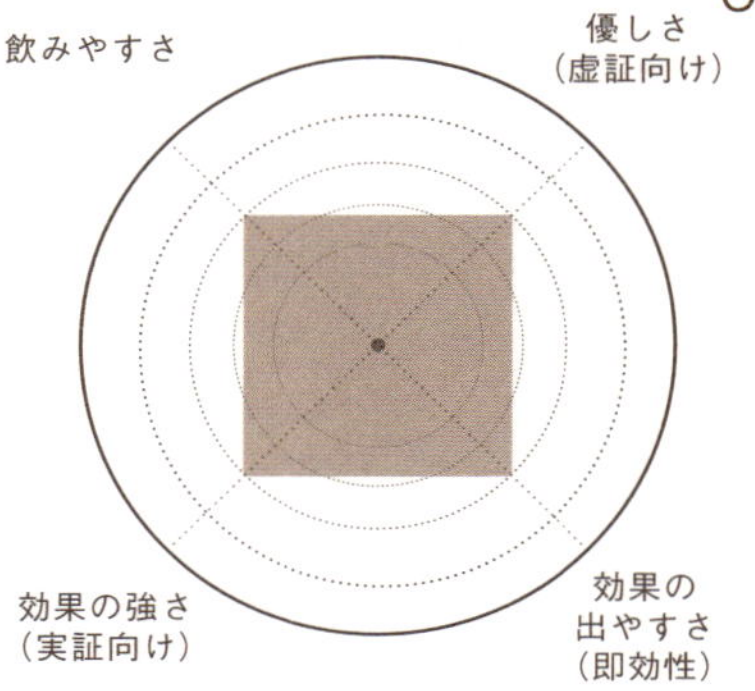


**含まれる生薬**

桂皮《けいひ》、芍薬《しゃくやく》、茯苓《ぶくりょう》など

## 逍遥散《しょうようさん》

| | |
|---|---|
| 効　用 | 冷え症、月経不順、更年期障害、血の道症、精神不安など |
| 副作用 | 発疹、吐き気、食欲不振など |

### 気をめぐらせ生理を正す

イライラしやすく神経質なタイプは、気滞という病態であることが多いです。逍遥散はこの気滞という滞った気のめぐりを正す漢方薬です。加味逍遙散は逍遥散に体の熱を除く生薬をプラスしたもの。ホットフラッシュのような火照りのある場合は、加味逍遙散が良いでしょう。

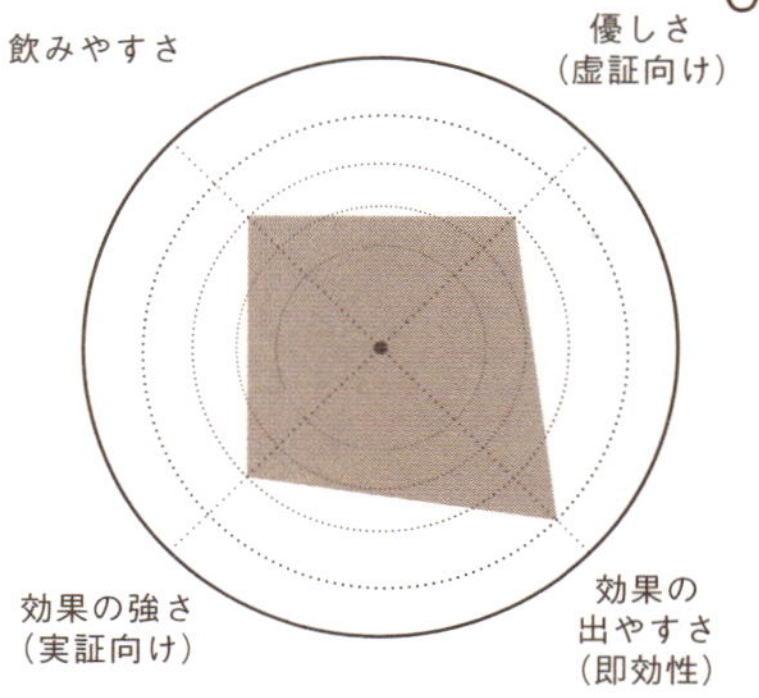


**含まれる生薬**

柴胡《さいこ》、芍薬《しゃくやく》、当帰《とうき》など

## 四逆散《しぎゃくさん》

| | |
|---|---|
| 効　用 | 胆嚢炎、胃炎、神経症など |
| 副作用 | だるい、むくみ、胃の不快感など |

### 気が塞ぎ痛みを訴える人に

逍遥散と同じく気をめぐらせる漢方薬ですが、気滞による胃炎、胃痛、腹痛、胸や脇の痛み、歯の食いしばり、歯ぎしりなどを伴う方に適しています。全身の筋肉のこわばりや痙攣を改善する生薬が配合されています。生理前になると胃痛を起こす人は使ってみると良いでしょう。

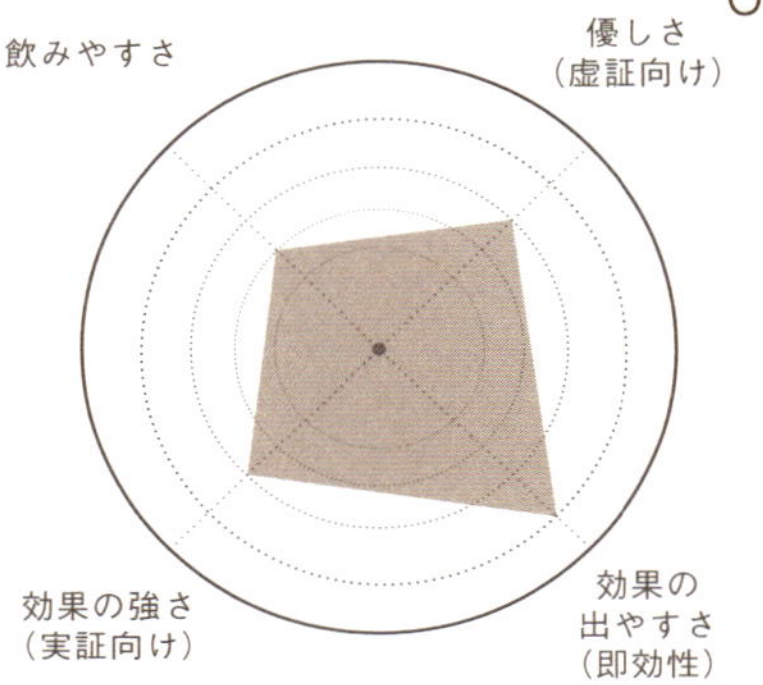


**含まれる生薬**

枳実《きじつ》、柴胡《さいこ》、芍薬《しゃくやく》など

## 柴胡加竜骨牡蛎湯《さいこかりゅうこつぼれいとう》

| | |
|---|---|
| 効　用 | 不眠、神経症、小児夜泣きなど |
| 副作用 | 発疹、腹痛、食欲不振など |

### イライラと不安感が混在する人に

精神疲労が強く、動悸、イライラ、不安感が混在する不安定な精神状態に用いると効果的な漢方薬です。生理前の不眠や、精神状態の不安定化がひどい方にお勧めします。ただし下剤を配合しますので、お腹が虚弱な方は使用を控えるほうが良いでしょう。

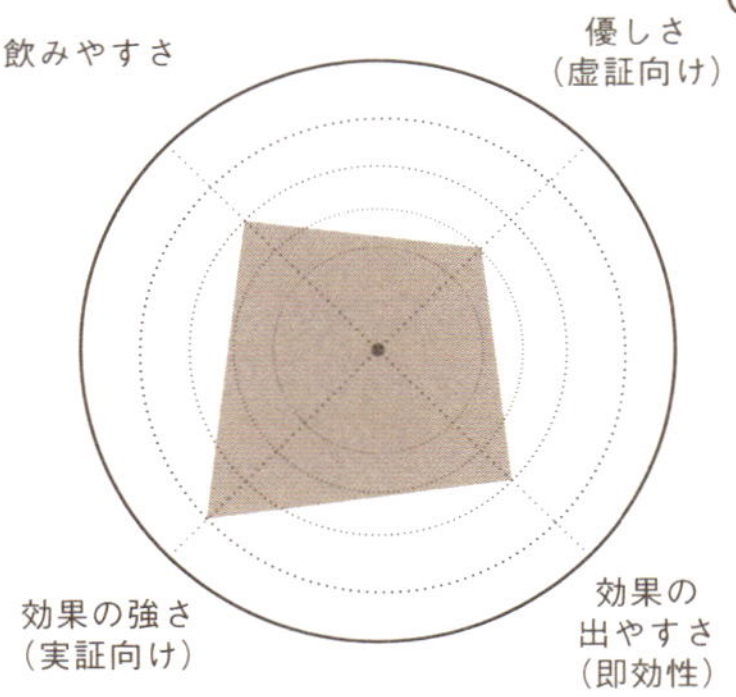


**含まれる生薬**

柴胡《さいこ》、半夏《はんげ》、茯苓《ぶくりょう》など

# 帰脾湯《きひとう》

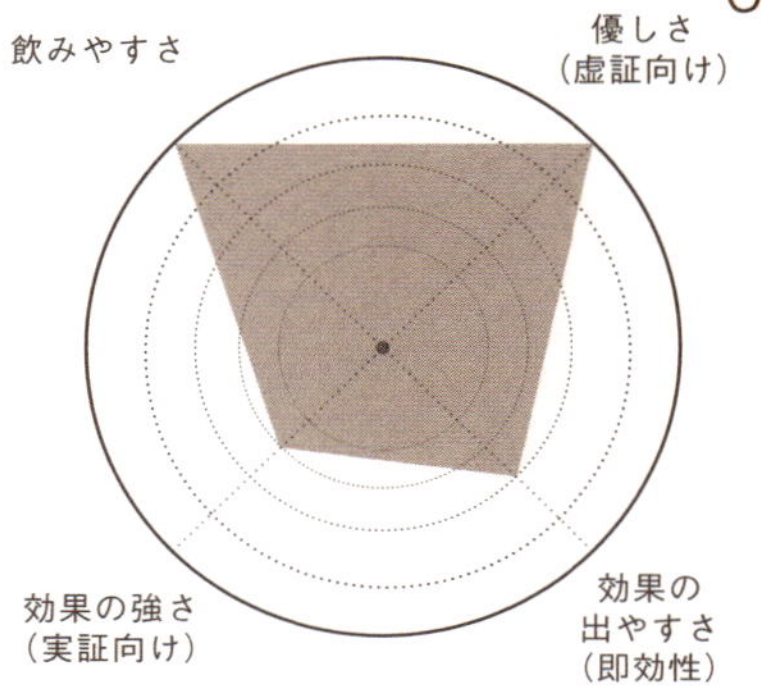


効　用　貧血、不眠症など

副作用　発疹、食欲不振など

## 心身虚弱で不安を訴える人に

気血が不足することで元気がなくなり不安感が増し、夜になると不安で眠れなくなってしまう。そんな無気力や鬱症状のある方にも最適な漢方薬です。このタイプにはもともと胃腸系が弱い方が多く、食が細く、食べるとすぐにお腹がいっぱいになってしまうという方にもお勧めです。

**含まれる生薬**

当帰《とうき》、人参《にんじん》、茯苓《ぶくりょう》など

# 十全大補湯《じゅうぜんたいほとう》

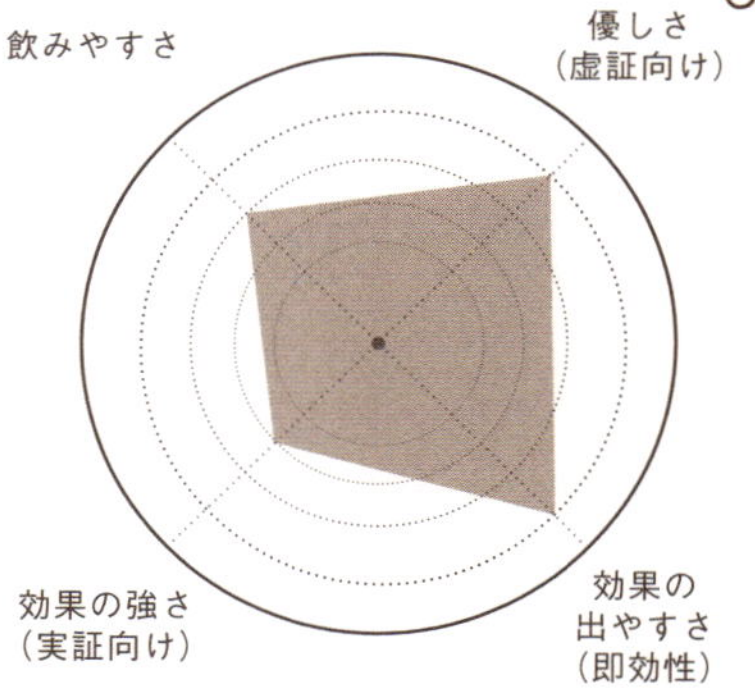


効　用　体力低下、疲労倦怠、貧血など

副作用　発疹、胃の不快感など

## 気血両虚をしっかり補う優秀漢方薬

血を補う補血作用と、気を補う補気作用を併せ持つ漢方薬です。大病後や手術後、長期療養後の消耗により疲労感が強く、体が冷えてしまうことにより生理トラブル（周期が長くなる、生理が止まる、経血が少ないなど）が起こってしまう虚弱体質の方にお勧めです。

**含まれる生薬**

地黄《じおう》、川芎《せんきゅう》、当帰《とうき》など

## 杞《こ》菊《きく》地黄《じおう》丸《がん》

| | |
|---|---|
| 効　用 | かすみ目、疲れ目、視力低下、排尿困難、頻尿など |
| 副作用 | 発疹、胃部不快感、腹痛など |

### 陰を補う補腎薬

ホルモン分泌に深く関わる「腎」の働きを高める補腎薬。体のほてりや乾燥がある人に適します。また、腎以外にも「肝」を正す力もあり、肝と深く結びついている目の不調（かすみ、疲れ、視力低下等）を改善させる力もあります。それゆえに別名「飲む目薬」とも呼ばれます。

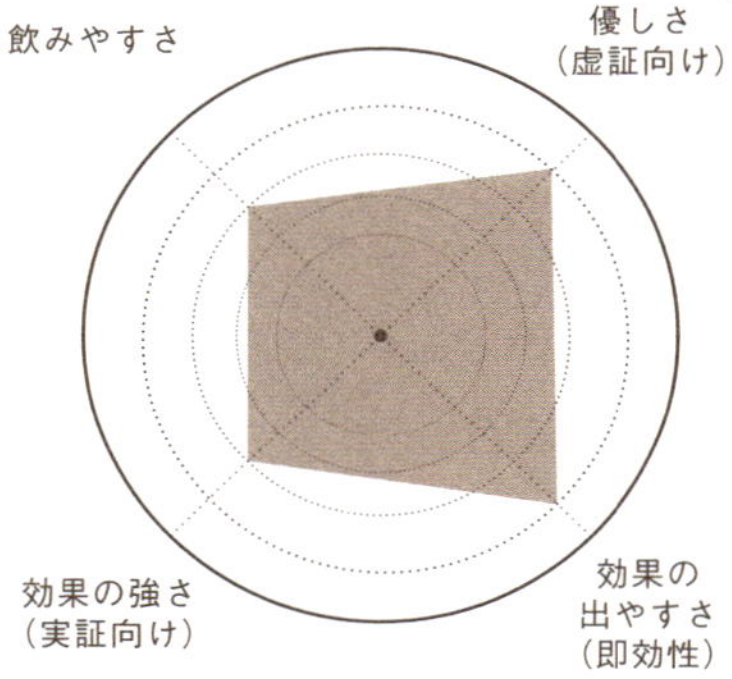


**含まれる生薬**

菊花《きくか》、枸杞《くこ》、地黄《じおう》など

## 八味《はちみ》地黄《じおう》丸《がん》

| | |
|---|---|
| 効　用 | 冷え性、下肢痛、腰痛、排尿困難など |
| 副作用 | 発疹、胃の不快感など |

### 陽を補う補腎薬

ホルモン分泌に深く関わる五臓の「腎」の働きを高める補腎薬。体を温める作用を持つ生薬が加えられており、下半身の冷え、だるさ、腰痛などに悩む方にもお勧めできます。冷えがあり生理が定期的に起こせないという方に。逆にほてりのある方は使わないようにしましょう。

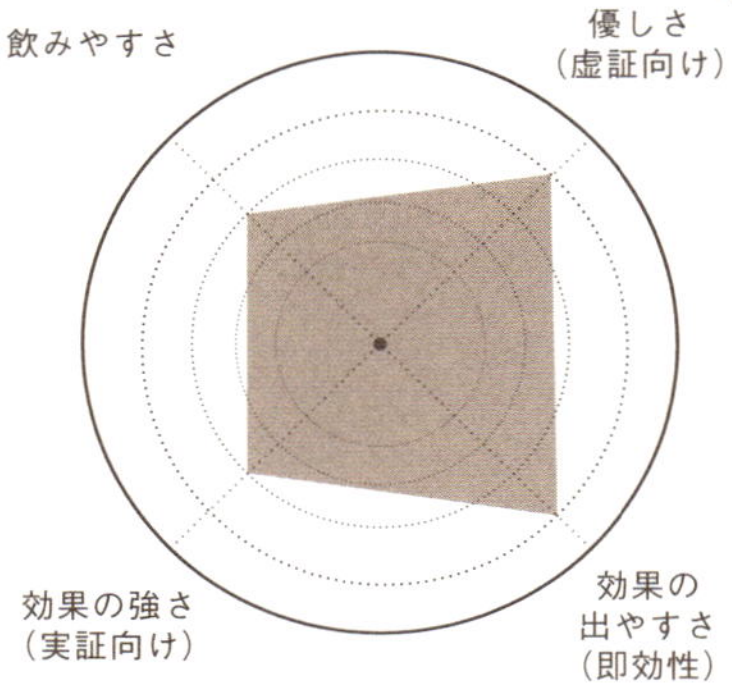


**含まれる生薬**

桂皮《けいひ》、地黄《じおう》、附子《ぶし》など

# 当《とう》帰《き》芍《しゃく》薬《やく》散《さん》

| | |
|---|---|
| 効用 | 月経不順、更年期障害、めまい、頭重、冷え症、むくみなど |
| 副作用 | 発疹、食欲不振、胃部不快感など |

## むくみを伴う血虚改善に

体が冷えて下半身太りや膀胱炎を繰り返す方、シミやくすみが気になる方は血虚と水滞という2つの病態が併発している可能性が高く、経血が少なくて、周期が長引く傾向にあります。当帰芍薬散はこの血虚と水滞の両方を併発している人にとても効果のある漢方薬です。

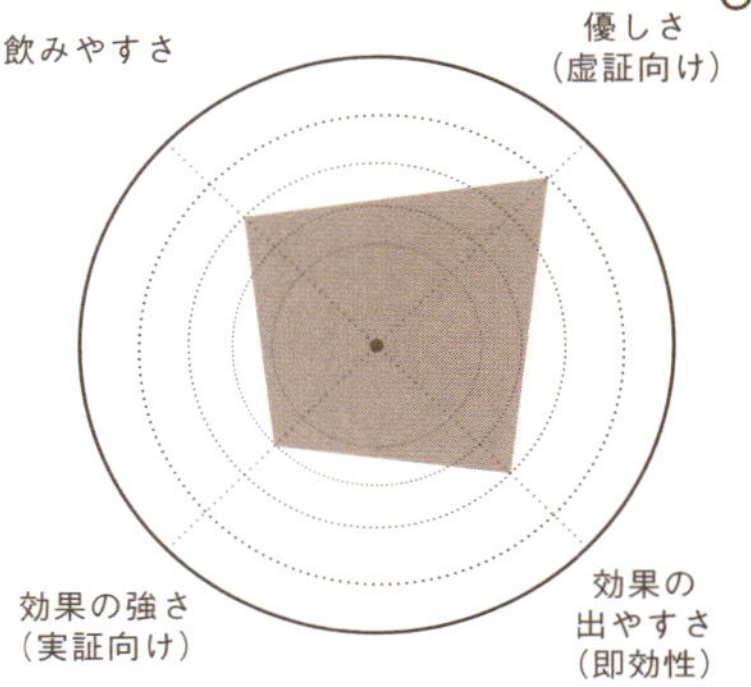


**含まれる生薬**

川芎《せんきゅう》、当帰《とうき》など

# 婦《ふ》宝《ほう》当《とう》帰《き》膠《こう》

| | |
|---|---|
| 効用 | 更年期障害、貧血、生理不順、肩こり、頭痛、めまいなど |
| 副作用 | 胃部不快感、食欲不振など |

## 血虚改善の救世主

構成している生薬の60%以上が血を補う「当帰」で構成されている漢方薬です。血を補う効果はトップクラスで、血虚改善のファーストチョイスとして幅広く使うことができます。ただ当帰は胃腸にさわることがあるので胃腸の不調が出た場合は服用を中止しましょう。

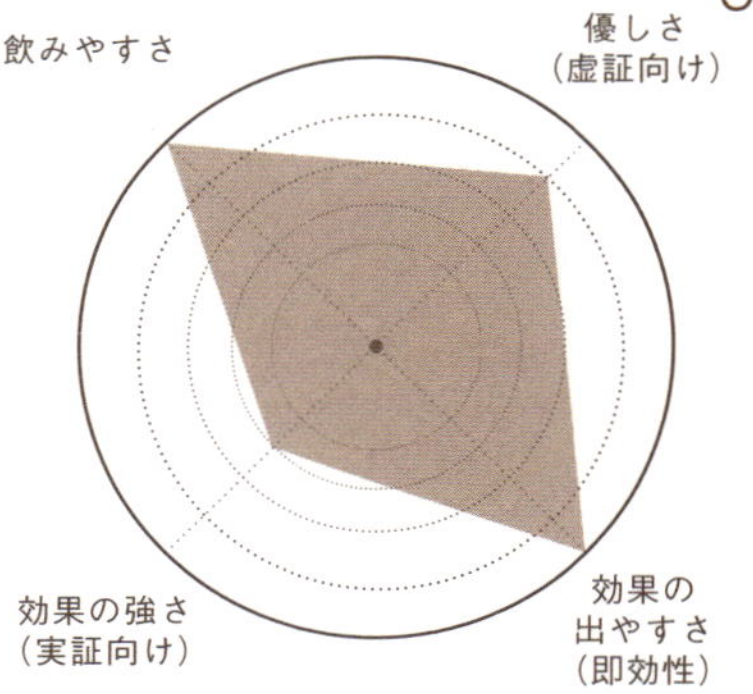


**含まれる生薬**

当帰《とうき》、黄耆《おうぎ》、地黄《じおう》など

## 温胆湯《うんたんとう》

| | |
|---|---|
| 効　用 | 胃腸衰弱者の不眠、神経症など |
| 副作用 | 発疹など |

### 精神不安を伴う痰湿改善に

体内の養生な水液の停滞である「痰湿」を除去する力を持った漢方薬。胃腸機能を改善する作用や精神安定の作用も高く、夜中になると悪夢を見たり、精神が不安定になるお悩みがあり、経血が粘り気を帯びる痰湿を原因とする瘀血の改善に効果があります。

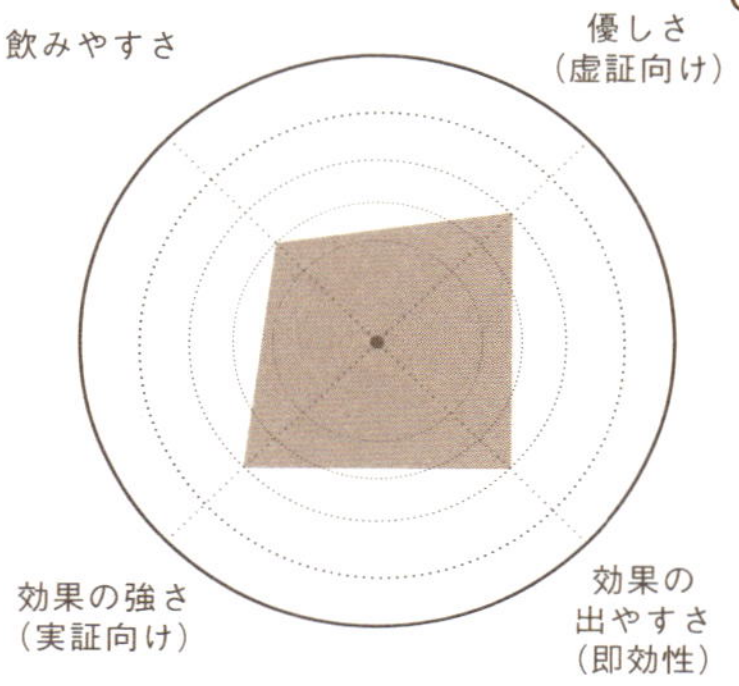


**含まれる生薬**

枳実《きじつ》、半夏《はんげ》、茯苓《ぶくりょう》など

## 竜胆瀉肝湯《りゅうたんしゃかんとう》

| | |
|---|---|
| 効　用 | 排尿痛、残尿感、尿の濁りなど |
| 副作用 | 発疹、食欲不振など |

### 熱性の痰湿（湿熱）改善に

痰湿という体質が長く続くと、体内に停滞した痰が熱を持つ「湿熱」という病態が起こります。これにより経血が粘り気を帯びて臭いが強くなったり、生理が遅れる、生理痛が増悪するという症状が出ます。竜胆瀉肝湯はこの湿熱を改善する漢方薬です。

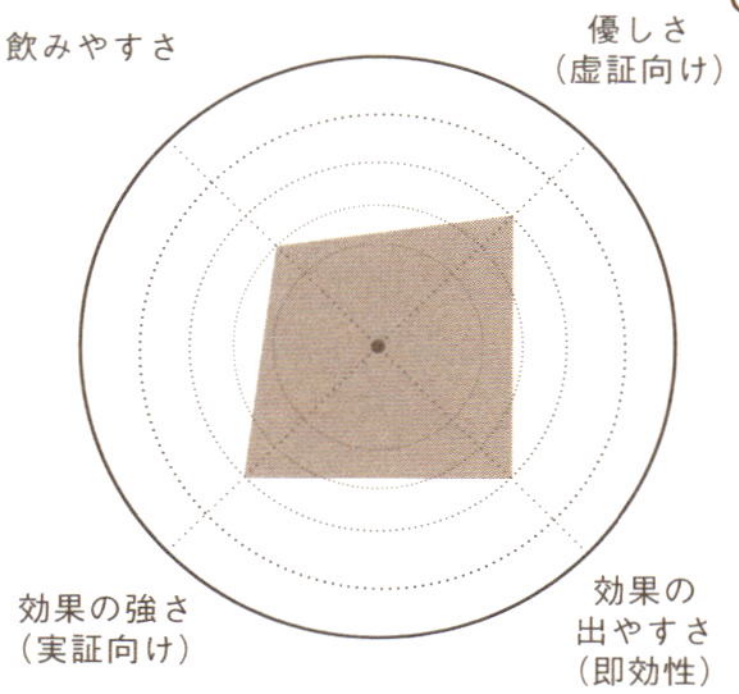


**含まれる生薬**

地黄《じおう》、当帰《とうき》、木通《もくつう》、竜胆《りゅうたん》など

BOOKSTAFF

AD　山口喜秀（Q.design）
デザイン　市川しなの（Q.design）
DTP　G.B.Design House
イラスト　Guu
構成・編集　木村伸二、土屋萌美（G.B.）

# 生理痛ぬけ。

2019年8月20日　第1刷発行

発行人　塩見正孝
販売営業　小川仙丈／中村崇／神浦絢子
印刷・製本　図書印刷株式会社
発行所　株式会社三才ブックス
〒101-0041
東京都千代田区神田須田町2-6-5 OS'85ビル
電話 03-3255-7995
FAX 03-5298-3520
http://www.sansaibooks.co.jp